OUVRAGE COMPLET

LE MÉDECIN DES PAUVRES

ET LES

2.000 RECETTES UTILES

PAR

le Professeur PEYRONNET

DIRECTEUR DE L'ŒUVRE HUMANITAIRE FONDÉE EN 1882
Médaillé par le Gouvernement
et Membre de plusieurs Sociétés Savantes et Philanthropiques

AVEC LA COLLABORATION DU

Docteur Georges MIGOT

DE LA FACULTÉ DE MÉDECINE DE PARIS

20e ÉDITION — TIRAGE : 350.000 PAR AN

PRIX : 2 FRANCS

PARIS
EN VENTE CHEZ L'AUTEUR
32, RUE CRÉMIEUX, 32

1901

LETTRE DU PRÉSIDENT KRUGER

AU DIRECTEUR DE L'ŒUVRE HUMANITAIRE

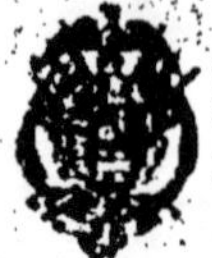

Paris, le 1er Décembre 1900

Mr L. Peyronnet Directeur de l'Œuvre Humanitaire à Paris

Je vous remercie du témoignage de sympathie cordiale que vous m'avez donné. Ces marques chaleureuses d'intérêt me sont particulièrement précieuses. Elles me réconfortent ainsi que mon peuple dans la lutte suprême que nous soutenons au nom du droit et de l'humanité.

Veuillez agréer, Monsieur, avec l'expression de ma gratitude, l'assurance de mes sentiments distingués.

Le Président
de la République Sud-Africaine,

S J P Kruger

Mon L. Peyronnet
21, rue Crémieux
(En face de la Gare de Lyon)

Reproduction par la Photographie.

LE

MÉDECIN DES PAUVRES

GRANDE IMPRIMERIE DE MONTREUIL-SOUS-BOIS (Seine)

L. PEYRONNET
DIRECTEUR DE L'ŒUVRE HUMANITAIRE

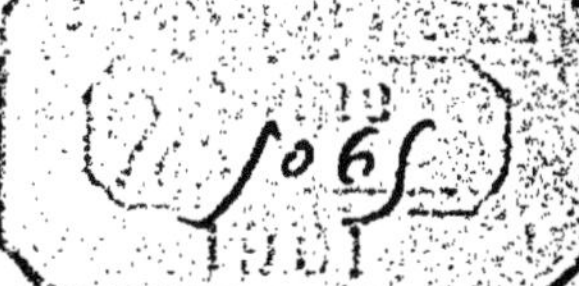

LE MÉDECIN DES PAUVRES ET LES 2.000 RECETTES UTILES

Etre utile à nos semblables, voilà notre but et notre seule ambition.

P.

20e ÉDITION
CONSIDÉRABLEMENT AUGMENTÉE

PARIS
EN VENTE CHEZ L'AUTEUR
32, RUE CRÉMIEUX, 32

1901

À SA MAJESTÉ NICOLAS II

EMPEREUR DE TOUTES LES RUSSIES

SIRE,

*À Vous, dont le nom est synonyme d'***Humanité**, *à Vous*, **Promoteur de la Paix universelle**, *j'ose dédier cet humble ouvrage.*

Daignez l'accepter et agréer, Sire, l'expression des sentiments respectueux de son Auteur.

L. PEYRONNET

PRÉFACE

Etre utile à nos semblables, voilà notre but et notre seule ambition.

En publiant cet ouvrage, nous n'avons donc pas eu pour but, comme ne manqueront pas de le dire les charlatans et les ennemis du bien, de détruire les Docteurs et les Pharmaciens, que nous regardons comme d'utilité publique et devraient être créés s'ils n'existaient pas.

Nous voulons simplement donner à nos lecteurs les moyens de vivre longtemps en suivant des conseils d'hygiène à la portée de tous et que l'expérience a consacrés.

Nous voulons qu'ils aient des notions élémentaires sur les principales maladies afin de prendre certaines précautions, en attendant l'arrivée du médecin, pour que le mal ne s'aggrave pas par leur négligence et que l'Homme de l'Art, à son arrivée, ne soit pas obligé d'avouer qu'il est trop tard pour enrayer le mal.

Et à celui qui est dans l'impossibilité absolue de profiter des bons conseils d'un Docteur, nous lui donnons avec plaisir quelques-unes des recettes que nos aïeux employaient; ils se portaient bien, vivaient très longtemps. Respectons, avec leur mémoire, leurs remèdes simples, faciles, peu coûteux et qui guérissent

Oui, les herbes des champs, des jardins, etc., guérissent.

L'habitant de la campagne les a sous la main. L'habitant de la ville les a près de sa porte, chez le droguiste, l'herboriste ou le pharmacien et peut les acquérir à peu de frais.

Pour chacune de ces diverses plantes, les plus utiles, nous avons donné toutes les explications désirables :

le nom français de la plante, sa famille, son nom latin, ses divers noms patois dans chaque région, ses propriétés diverses et la manière de la préparer et de l'employer dans les maladies qu'elle soulage ou guérit.

Ces remèdes simples, préparés par la Nature, sont oubliés, dédaignés, parce que nous les foulons aux pieds, parce qu'ils ne viennent pas de quelque pays lointain. Nous leur préférons, malheureusement des drogues très coûteuses, souvent avariées et rarement efficaces.

Nous avons cru faire plaisir à nos lecteurs en terminant ce petit livre par quelques recettes d'une véritable utilité journalière.

En deux mots : nous avons cherché à faire un résumé fidèle de toutes les découvertes heureuses que la Médecine, la Chimie et l'Herboristerie ont accumulées à travers les âges pour remédier à la fragilité humaine. Nous avons surtout profité des découvertes les plus récentes. Aussi y trouvera-t-on des recettes qui datent d'hier.

Nous n'hésitons pas à dire (nous en avons les preuves) que des milliers de personnes ayant suivi les conseils du *Médecin des Pauvres*, ont retrouvé la santé qu'elles croyaient perdue à tout jamais après avoir épuisé tous les autres conseils.

Chaque courrier nous apporte, de toutes les parties du Monde, des centaines de lettres de pauvres désespérés et abandonnés qui, grâce à notre méthode, ont pu, à peu de frais, se guérir, reprendre leur travail et donner un morceau de pain à leurs enfants. C'est notre seule récompense.

Merci, du fond du cœur, à tous ceux qui nous ont secondés dans cette œuvre philantropique.

Nous tâcherons d'être de plus en plus digne de leurs encouragements dans notre nouvelle édition.

Professeur L. PEYRONNET.

NOTRE PETIT DICTIONNAIRE

Pour éviter des répétitions inutiles et être bien compris, nous donnons ci-après l'explication des divers mots scientifiques employés dans cet ouvrage. Nous prions nos lecteurs qui n'auraient pas fait des études spéciales de les lire attentivement.

Absorbants. — Les absorbants sont utilisés à l'intérieur comme à l'extérieur; dans le premier cas ils se combinent aux liquides de l'estomac, dans le second, ils absorbent l'humidité des plaies.

Ceux utilisés à l'intérieur sont : la craie en poudre très fine, la magnésie calcinée, le charbon de bois en poudre (surtout celui de peuplier), etc.

A l'extérieur: la poudre de lycoperdon, de lycopode, l'amidon, la fécule de pomme de terre, la sciure de bois, etc.

Contre les hémorragies on emploie : l'amidon, l'éponge, la toile d'araignée, la charpie, la cendre du linge de toile brûlée.

Amers. — Végétaux toniques, apéritifs, dépuratifs, etc., qui nettoyent l'estomac, entraînent les glaires et la bile, donnent du ton et de l'énergie aux viscères: gentiane, petite centaurée, houblon, quassia, etc.

Apéritifs. — Ce qui réveille et excite l'appétit : ache, cresson moutarde blanche, persil, asperge, absinthe, poireau, fenouil, armoise, etc.

Astringents. — Tout ce qui a la propriété de resserrer les tissus, de faciliter la cicatrisation des plaies tout en prévenant l'inflammation, ils sont employés dans les hémorragies, les dysenteries, les coupures, les diarrhées, etc.

Parmi les plantes on utilise : aigremoine, rosier, mille-feuilles, plantain, bourse-à-pasteur, ortie, noyer, argentine, chêne, feuilles de vigne, etc.

Parmi les produits chimiques : alun, sulfate de zinc, acétate de plomb, perchlorure de fer, etc.

Calmants. — Produits qui ont la propriété de calmer les douleurs et les excitations des nerfs : opium, pavot, coquelicot, éther, laudanum, camphre, etc. Les employer toujours avec précaution, car ce sont des poisons.

La laitue seule peut être employée sans aucun danger ; une bonne poignée pour un demi-litre d'eau, faire bouillir cinq minutes et boire tiède.

Cataplasmes. — On donne le nom de cataplasmes à des farines ou autres substances propres à cet usage auxquelles on joint une quantité de liquide pour en faire une bouillie plus ou moins épaisse, selon les cas où l'on veut en faire usage.

Ils sont nombreux, tous doivent s'appliquer chauds à une température telle que l'on puisse maintenir le revers de la main dessus sans se brûler.

Un cataplasme ne doit pas être trop épais ni trop clair, il doit se mettre entre deux linges fins pour ne pas salir la peau, et pour qu'il s'enlève plus facilement quand on veut le renouveler.

Il ne doit être ni trop gros ni trop lourd, et ne pas dépasser par son étendue la partie malade.

Quand on renouvelle un cataplasme, on doit préparer d'abord le nouveau, puis on enlève prestement l'ancien que l'on remplace immédiatement par l'autre, afin de ne pas laisser refroidir la place.

Cordiaux. — Ce sont des médicaments excitants, ayant la propriété d'augmenter vivement la chaleur de notre corps et de relever les forces abattues.

Toutes les plantes aromatiques sont cordiales, prises sous forme d'infusion, de liqueur ou de vin.

Décoction. — Quand on fait bouillir les produits destinés à une tisane, c'est une décoction. Les semences, les bois, s'emploient ordinairement en décoction. Si c'est une plante à odeur assez forte, on doit la faire bouillir fermée le plus possible, sans cela elle perdrait de son parfum.

(Voir *Infusion* et *Macération* pour les différencier.)

Dépuratifs. — On donne le nom de dépuratif aux médicaments qui ont la propriété de chasser du sang l'impureté qui s'y est amassée par suite d'une maladie ou d'une inflammation.

PLANTES DÉPURATIVES : bardane, chicorée, cresson, douce-amère, fumeterre, scrofulaire, salsepareille, saponaire, racine de fraisier, pensée sauvage, queue de cerise, petite centaurée, chiendent, houblon, pissenlit, etc.

PRODUITS CHIMIQUES DÉPURATIFS : iodure de potassium, soufre, arseniate d'or, arseniate de soude, tous les sulfureux, etc.

Détersifs. -- Médicaments propres à nettoyer les plaies et les ulcères : verveine, feuilles de bouleau, aigremoine, etc.

Digestifs. — Produits et plantes ayant la propriété de favoriser et d'aider la digestion : serpolet, sauge, thym, romarin, hysope, absinthe, camomille, origan, menthe.

Diurétiques. — Ce qui est propre à exciter la formation des urines et à en faciliter la sortie.

Plantes diurétiques : ail, asperges, ache, céleri, cresson, genêt à balai, groseiller noir, pissenlit, poireau, feuilles de vigne, reine des prés, chiendent, vipérine, sauge, queue de cerise, pariétaire, feuilles de frêne, genièvre, etc.

Minéraux diurétiques : le sel de nitre et en général tous les sels de potasse.

Emétiques. — Médicaments propres à provoquer les vomissements.

Plantes émétiques ou vomitives : racine de violette, racine de muguet, racine de pensée, l'arnica, etc.

Minéraux émétiques : ipéca, tartre stibié, farine de moutarde, etc.

Nous conseillons vivement un verre d'eau tiède dans lequel on a fait dissoudre une cuillerée à bouche de sel de cuisine, le prendre lentement par cuillère à café ; puis agacer le fond de la langue avec une plume ou même avec les doigts.

Emménagogues. — Médicaments qui ont la propriété de ramener les règles ou de les régulariser et les calmer (voir notre article *Pertes et Flueurs blanches*) : armoise, bourse-à-pasteur, marrube, romarin, sauge, mille-feuilles, persil, ache, etc.

Emmollients. — Leur propriété est de relâcher les tissus, de calmer l'inflammation, de produire une douce transpiration et de rafraîchir les parties avec lesquelles ils sont en contact. A l'*extérieur*, on les emploie en cataplasmes ou en fomentation. A l'*intérieur*, on les administre sous forme de tisanes ou de lavements, bourrache, mauve, guimauve, graine de lin, carotte, pulmonaire : bouillon blanc, pariétaire, farine de lin, figues cuites, etc.

Excitants. — Médicaments qui augmentent la chaleur de la peau, accélèrent les battements du cœur et rendent plus énergiques toutes les fonctions des différents organes : marrube, thym, serpolet, raifort, romarin, laurier, extragon, etc.

Expectorants. — Se dit des substances propres à faciliter l'expulsion des crachats afin de nettoyer les canaux bronchiques : ache, bouillon blanc, hysope, lierre terrestre, fleurs de violette, capillaire, tussillage, polygala, etc.

Fébrifuges. — Ce qui est propre à combattre les fièvres et à en prévenir le retour (voir *fièvres*) : quinquina, arnica, camomille, chicorée, lichen, petite centaurée, gentiane, tanaisie, germandrée, etc.

Fomentations. — Ce sont des frictions opérées avec un liquide chaud, soit à la main, à la brosse, à l'éponge, avec de la flanelle ou tout autre corps.

Frictions. — Opération qui consiste à frotter une partie du corps soit à sec ou au mouillé, avec un liquide approprié à la circonstance.

Fumigations. — Cette opération consiste à exposer une partie quelconque du corps à la vapeur d'un liquide en ébullition ou à la fumée de plantes aromatiques que l'on fait brûler.

Gargarismes. — Médicaments liquides destinés à cautériser l'inflammation ou l'ulcération du fond de la bouche et du gosier.

Voici un gargarisme qui donne de bons résultats : faire bouillir une poignée de ronces ou de serpolet dans un demi-litre d'eau 5 minutes, passer la tisane, ajouter une cuillerée à café d'alun en poudre et une cuillerée à café de sel de cuisine pour un verre de tisane. Se gargariser 3 à 4 fois par jour.

Hydrothérapie. — Traitement des maladies par l'eau froide.

Hygiène. — Partie de la médecine dans laquelle on traite des règles à suivre pour maintenir sa santé en bon état, et pour prévenir les maladies.

(Voir conseils d'hygiène.)

Infusion. — L'infusion est d'un usage très fréquent. Elle se fait en jetant sur les plantes que l'on a mises dans un vase, de l'eau bouillante ; puis, quand le liquide est tiède, on le passe et on le boit. L'infusion est spécialement employée pour les parties les plus délicates des plantes, les fleurs surtout, qui cèdent facilement à l'eau leurs principes actifs.

Injections. — Produits liquides destinés à être introduits dans l'une des cavités du corps ; on se sert pour les injecter, d'une seringue ordinaire, d'un clysopompe ou d'un appareil spécial nommé irrigateur ou injecteur.

Irritants. — Produits qui ont la propriété d'irriter, d'exciter, de produire de la chaleur, de la rougeur, de la tension : farine de moutarde, vesicatoires, ammoniaque, etc.

Lavements. — Médicaments liquides, administrés par le rectum pour faciliter la sortie des excréments dans la constipation ou même pour traiter certaines maladies.

Laxatifs. — Se dit des médicaments qui relâchent le ventre et purgent légèrement.

Liniments. — Ce sont des compositions d'huile, d'alcools et de produits actifs. On ne les emploie pas en frictions, mais simplement en applications sur les parties malades.

Lotions. — On donne le nom de lotions à des lavages que l'on pratique sur une partie ou la totalité du corps, soit avec de l'eau fraîche ou des compositions appropriées à la circonstance.

Les lotions à l'eau froide constituent l'un des meilleurs remèdes pour fortifier les enfants et les jeunes gens. Ils deviennent ainsi moins sensibles aux froids et surtout aux rhumes. Les lotions à l'eau froide fortifient les personnes faibles. Nous les conseillons aussi aux personnes nerveuses.

Il faut les prendre cinq minutes après le saut du lit et une fois par semaine.

Macération. — Elle se fait en laissant pendant un temps assez long (dix à quinze heures au moins et parfois même 4 à 8 jours), les plantes ou substances diverses baignées dans l'eau, à la température ordinaire, ou dans tout autre liquide.

Maturatif. — Se dit des substances qui hâtent la suppuration.

Narcotiques. — Nom donné aux substances qui ont la propriété de provoquer le sommeil et de calmer les douleurs. On les appelle aussi calmants : opium, belladone, datura, jusquiame, etc. A fortes doses, ce sont des poisons violents.

Pituite. — C'est une affection de l'estomac dont le symptôme spécial est le rejet de la salive décomposée.

(Voir le mot *absorbants* et *maux d'estomac*)

Purgatifs. — Médicaments qui, administrés par la bouche ou l'anus, déterminent des selles plus ou moins abondantes.

Plantes purgatives : rhubarbe, feuilles de frêne, manne, les liserons, lierre grimpant, moutarde blanche, sené, suc des feuilles de violette, graine de lin, etc.

Produits chimiques purgatifs : calomel, magnésie, magnésie anglaise, sulfate de soude, sulfate de potasse, huiles, etc.

Reconstituants. — Médicaments qui ont la propriété d'exciter l'action vitale et d'augmenter les forces par leurs vertus toniques et fortifiantes.

Stimulants. — Voyez *Excitants.*

Sudorifiques. — Produits dont la fonction principale est la formation des sueurs. Ils sont *internes* ou *externes*, selon qu'ils opèrent de l'intérieur en provoquant la transpiration, tels que : ses infusions très chaudes de plantes aromatiques ou émollientes : bauge, mélisse, anis, camomille, bourrache, angélique, menthe, vipérine, etc.

Moyens externes : les bains chauds, les bains de vapeur, la chambre chaude, les frictions énergiques.

Tisanes. — Le mot tisane se dit aussi bien de l'infusion, de la décoction ou de la macération ; néanmoins, en général, elle signifie *décoction.*

Toniques. — Les toniques ont la propriété d'augmenter les forces du corps ou de certains organes d'une manière graduelle, mais non précipitée : les amers, les ferrugineux, les nourritures substantielles. L'emploi doit en être continué assez longtemps pour obtenir de bons résultats.

Vermifuges. — Tout ce qui a la propriété de chasser les vers du corps de l'homme et des animaux : absinthe, marrube, tanaisie, ail, fougère-mâle, semences de citrouille, gentiane, citron, grenadier, etc.

Vomitifs. — Voir le mot *Émétique*.

PRÉPARATIONS LES PLUS USUELLES

DE LA MÉDECINE DOMESTIQUE

Bains. — La température des bains doit être, en moyenne, de 35° à 40°; les bains, en général, ne doivent être administrés ni dans les accès de fièvre, ni dans la sueur, et l'on doit attendre que la digestion soit bien terminée, 3 heures après le repas.

Mêmes précautions pour les *bains de siège*.

Pour les *bains de pieds*, qu'ils soient simples ou composés, on doit les préparer avec de l'eau tiède d'abord, puis élever la température peu à peu en ajoutant de l'eau bouillante jusqu'au degré que l'on veut obtenir.

Bain alcalin. — Le bain alcalin se prépare en faisant dissoudre 500 grammes de sous-carbonate de soude dans le bain.

Bain aromatique. — On se sert de 500 grammes de plantes aromatiques ou de tilleul que l'on enveloppe dans un linge et que l'on plonge dans un bain; laisser pendant toute la durée du bain.

Bain de Barèges. — Le bain de Barèges ou bain sulfureux se prépare en faisant dissoudre 120 à 125 grammes de sulfure de potasse ou de soufre dans l'eau du bain. Se servir d'une baignoire spéciale non étamée et enlever de la salle où l'on prend le bain tout objet d'argent ou argenté.

Bain gélatineux. — Ajouter à un bain simple 500 grammes de gélatine concassée.

Bain de pieds à la moutarde. — On délaie 125 grammes de farine de moutarde dans de l'eau à peine tiède, puis ajouter de l'eau chaude peu à peu; bien se garder d'y ajouter du vinaigre. On peut remplacer la moutarde par 200 grammes de sel gris ou bien par une forte pelletée de cendres.

Bain salé. — Trois kilos de sel de cuisine par bain.

Bain sédatif Raspail. — Verser dans le bain 20 grammes d'alcool camphré, 200 grammes d'ammoniaque et 500 grammes de sel gris.

Cataplasmes. — Le cataplasme de farine de lin se prépare en délayant la farine dans l'eau et faisant bouillir; on place le cataplasme entre deux mousselines ou deux linges fins et on l'applique sur l'endroit indiqué; recouvrir d'un morceau de flanelle ou de laine et de taffetas gommé. S'il y a une addition à faire, huile camphrée, laudanum, extrait de Saturne, baume tranquille, c'est sur la surface du cataplasme et au moment de l'appliquer que se versent ces substances.

Fumigations. — Les fumigations sont sèches ou humides : *sèches,* elles se préparent en jetant sur des charbons ardents des poudres, telles que le benjoin, le soufre, les baies de Genièvre, etc.; *humides,* on les prépare en versant de l'eau bouillante sur les substances aromatiques et en faisant usage de la vapeur qui se dégage.

Injections. — On entend par injection l'introduction d'un liquide médicamenteux dans certains canaux ou dans différentes cavités naturelles ou morbides du corps. Se servir, autant que possible, de seringues en verre pour les injections utérines contenant des principes minéraux, tels que perchlorure de fer, sulfate de zinc, cuivre, alun, tannin, etc. Dans les injections ordinaires, à l'eau simple ou à l'eau provenant d'une infusion végétale, morelle, pavots, feuilles de noyer, roses, etc., l'irrigateur est l'instrument le plus commode, quoique les différents instruments en caoutchouc remplissent le même but.

Lavements. — Même façon de faire que pour les injections.

Sangsues. — La première condition pour que les sangsues prennent bien est de laver à l'eau tiède et d'essuyer avec soin la place où on veut les poser. Cela fait, on met les sangsues dans un verre ou sur une compresse de linge bien propre et on les applique. Il faut les toucher le moins possible. Bien se garder de les exciter en mettant, sur la partie indiquée, du lait, du vinaigre ou tout autre substance; si elles refusaient de prendre assez vite, on pourrait les passer à l'eau pendant quelques instants, bien les essuyer et les appliquer à nouveau.

Sinapismes. — 1° Avec la farine de moutarde. Délayer la farine de moutarde dans l'eau à peine tiède et appliquer directement sur la peau.

2° Avec les feuilles de papier moutarde. Placer, pendant quelques secondes le sinapisme dans une assiette où l'on verse une légère couche d'eau froide et le poser tout mouillé sur la peau. Le maintenir pendant quelques moments à l'aide d'un mouchoir ou d'une bande de toile.

Tisanes. — Les tisanes sont les boissons ordinaires des malades. Pour éviter le dégoût, on devra les préparer avec beaucoup de soin, en faire peu à la fois et les changer de temps en temps, si c'est possible. Les tisanes se préparent par *infusion*, par *décoction* ou par *macération*.

Les tisanes par *infusion* comprennent les fleurs, les feuilles, les plantes aromatiques : pour faire une infusion, on met la substance à traiter dans un vase et on jette l'eau bouillante dessus; on couvre le vase, on laisse 10 à 15 minutes et on passe au travers d'un linge très fin et très propre.

Les tisanes par *décoction* comprennent les bois, les racines, les écorces, etc.; pour faire la décoction, on fait bouillir les substances dans l'eau pendant 10 à 20 minutes, suivant la racine et le bois, puis on passe.

La *macération* se fait en laissant le liquide et la substance dont on veut utiliser les principes en contact, à froid, plus ou moins longtemps.

Ventouses. — Ce sont des petites cloches en verre que l'on applique sur la peau, après avoir fait le vide au moyen d'un morceau de papier enflammé. On distingue les ventouses *sèches* et les ventouses *scarifiées*. Sous l'influence du vide produit par la ventouse sèche, la peau se boursoufle et le sang y afflue; de là l'effet révulsif des ventouses sèches. Dans la ventouse scarifiée on a, outre l'effet révulsif, une émission sanguine plus ou moins abondante.

Vésicatoires. — Avoir soin de bien nettoyer la place où on veut l'appliquer, le serrer sur la peau, l'y fixer au moyen de sparadrap et retenir le tout au moyen d'une serviette. Un vésicatoire a produit son effet quand, en le soulevant, on aperçoit une ou plusieurs grosses cloques. Dans ce cas, on enlève le vésicatoire, on perce la cloque pour permettre au liquide qui s'y trouve de s'écouler et on fait un pansement soit au cérat, soit à sec.

Il faut de 10 à 12 heures pour obtenir l'effet ci-dessus indiqué.

QUELQUES MOTS SUR LES OBJETS QUI SERVENT AUX PANSEMENTS

Une plaie est une porte toujours ouverte à toutes sortes de complications. L'infection des plaies était une chose récemment encore si fréquente et si redoutable que l'illustre Nélaton répétait souvent qu'il faudrait élever une statue d'or à l'homme qui supprimerait ce fléau. Grâce à l'impulsion et aux découvertes de Lister en Écosse et de Pasteur en France, on a rapidement perfectionné les procédés et les matières des pansements.

La première de toutes les précautions, la plus indispensable, est une **minutieuse propreté et des personnes et des objets** qui viennent au voisinage et contact d'une plaie.

Donc, une main qui entreprendra un pansement aura été au préalable lavée à **plusieurs eaux** et enfin passée dans une solution désinfectante (phéniquée, thymolée, etc.).

Les linges, ouate, charpie, bandes, etc., auront également été passés par une série de lavages, dont le dernier dans une solution antiseptique.

Jamais le même objet ne servira deux fois à un pansement sans avoir été, au préalable, **désinfecté à fond**.

Linges. — Les linges qui servent aux pansements doivent être demi-usés et blancs de lessive.

Charpie. — La charpie est préparée avec du linge de chanvre ou du linge demi-usé et *très propre*. Le plus souvent, la charpie se fait au moyen de bandes mesurant trois travers de doigt.

La charpie est aujourd'hui couramment remplacée par de la *ouate* ayant subi des préparations spéciales qui lui permettent de boire les liquides avec lesquelles elle est mise en contact. La ouate ainsi préparée est dite : *ouate* ou *coton hydrophile* (perméable.)

Gaze. — Sous ce nom, on emploie beaucoup en bandes, en compresses, etc., de la tarlatane ayant subi plusieurs lessivages.

Bandes. — Les bandes doivent être faites avec du linge usé. Celles qui ne seront pas en contact avec la plaie pourront être en coton. Elles doivent être coupées en droit fil. S'il est nécessaire d'en ajouter plusieurs pour arriver à une longueur suffisante, on les réunira par un *surjet*. On doit toujours les conserver *roulées*.

Éponges. — Elles servent à nettoyer les plaies. Il les faut choisir fines et bien désinfectées. Leur emploi devient de plus en plus rare; on les remplace par des boulettes de coton hydrophile qui ne servent qu'une fois et qu'on brûle aussitôt.

Taffetas gommé. — Se met par-dessus le pansement pour éviter qu'il se refroidisse, qu'il se dessèche ou qu'il se souille. Maintenant on tend de plus en plus à n'employer que le taffetas chiffon, plus coûteux, il est vrai, mais aussi plus souple et plus durable.

PREMIÈRE PARTIE

L'HYGIÈNE

L'Hygiène est la science qui enseigne le secret de nous préserver des maladies qui nous menacent, c'est la conservation de la santé et la prolongation de la vie; c'est donc aussi la prolongation du bonheur, puisque, sans la santé, l'existence est pénible et la vie est à charge.

La santé, qui est le plus précieux des biens, est aussi le plus gaspillé des trésors.

L'art de conserver la santé consiste dans l'application des règles hygiéniques, et, si chacun voulait utiliser nos conseils dans l'occasion, il réussirait à maintenir ou à ramener facilement dans son état normal les rouages de cette machine compliquée que nous appelons le corps et le soustrairait à bien des maladies que l'ignorance seule laisse souvent développer en nous, au préjudice de notre santé, de notre repos, de notre bourse et souvent même de notre vie.

La Propreté

On dit couramment qu'il vaut mieux prévenir le mal qu'avoir à le soigner et qu'il est plus agréable de payer son boulanger que son médecin. Ces propos sont parfaitement justes et se peuvent traduire en la formule suivante : faites de l'hygiène pour prévenir les maladies, c'est-à-dire soignez-vous avant d'être malades.

Or, se soigner ne veut pas dire avaler des drogues : se soigner, c'est prendre soin de sa personne, et, parmi les soins les plus indispensables, la propreté tient le premier rang. Pour être propre, il ne suffit pas de se débarbouiller la figure et les mains tous les matins dans une petite cuvette qui contient la valeur d'un verre à liqueur d'eau;

la propreté, c'est quelque chose de plus compliqué. Tous les matins, dans une large cuvette, bien profonde, bien remplie d'eau, vous puisez largement, à l'aide d'une serviette, d'une serviette-éponge ou d'une éponge, le liquide nécessaire à vous débarbouiller à fond le visage, le cou, les épaules; — n'épargnez pas le savon, puis rincez à grande eau. Après, c'est le tour des mains, des avant-bras et des bras. Frottez, frottez toujours, c'est la santé du corps. Toutes les semaines, prenez un grand bain tiède, toujours à grand renfort de savon; ce qui ne vous empêchera pas de vous tuber tous les matins, si vous aimez l'eau froide, ou de prendre un bon bain de pieds — quand vous en avez fini avec la peau, nettoyez-vous les dents avec une bonne brosse et un demi-verre d'eau bouillie dans laquelle vous ajouterez quelques gouttes d'un élixir antiseptique quelconque. Répétez cette opération après chaque repas, et vous vous en trouverez bien. Est-ce tout ? Non. Faites vos ongles; lavez-vous les mains plusieurs fois par jour; changez de linge pour la nuit; changez souvent le linge qui touche directement votre corps. Voilà le minimum des soins de propreté que doit prendre toute personne qui a la prétention d'être propre.

(Voir la Table des Matières : *Eau de Beauté.*)

ALIMENTS

Entre les services que rend de nos jours la science si moderne de l'hygiène, il n'en est pas de plus important que la recherche d'une alimentation saine.

Tous les articles qui y concourent sont quotidiennement l'objet d'analyses dont les résultats sont répandus aux quatre coins du monde. La liste en serait longue et instructive à établir. On demande à chacun d'eux ce qu'il contient, de quels éléments il est formé et comment ces éléments se comportent dans l'organisme humain.

On en arrive ainsi graduellement à savoir quel est le meilleur mode d'entretien de notre organisme, les dangers à éviter, les améliorations à obtenir.

Et tout ce que produisent la terre ou la main, le champ ou l'usine, se trouve chaque jour mieux utilisé aux besoins de notre espèce. Les épidémies se font plus rares. Les maladies sont moins cruelles. La santé générale est plus constante. Non seulement on vit plus agréablement, mais on vit plus longtemps et, en dépit des propos décourageants des misanthropes, nous ne pouvons nous empêcher de nous intéresser aux progrès scientifiques qui ont pour objet de prolonger dans la plus large mesure le cours de notre existence, si attristée qu'elle puisse être par les circonstances.

L'homme est tellement mortel qu'il a toujours besoin de manger pour vivre; mais il ne doit pas non plus vivre pour manger, et il doit toujours observer en tout la plus stricte sobriété. C'est la plus sûre règle pour conserver sa santé intacte.

On doit toujours se lever de table avec un restant d'appétit.

La sobriété seule prévient et guérit souvent bien des maladies.

L'intempérance tue ou appesantit nos facultés intellectuelles. Après un repas copieux, on a moins d'esprit dans le cerveau; on est plus animal et moins homme.

En hiver, une nourriture substantielle; en été, une nourriture plus légère.

L'estomac est inconstant, l'uniformité le gêne, et la Providence semble avoir voulu lui donner raison en nous donnant à chaque saison les aliments qui doivent entrer dans cette variété.

Les aliments malsains et l'intempérance produisent beaucoup de maladies. On ne peut douter que le bon ou le mauvais état de la constitution du corps ne dépende presque entièrement du régime. Le régime est donc d'une grande importance pour la santé.

Lorsque les aliments sont altérés, corrompus, falsifiés, on est exposé à de graves dérangements d'estomac ou des intestins; on a des vomissements, on éprouve des dévoiements; les maladies épidémiques contagieuses, la fièvre putride n'ont souvent pas d'autre origine. L'intempérance abrège la vie parce qu'elle irrite les fonctions digestives; empêche leur bonne digestion de se faire, et occasionne en outre de nombreuses indigestions. On est sûr d'avoir une heureuse vieillesse et de bien se porter en suivant le principe de *ne prendre d'aliments et de boissons qu'on n'y soit sollicité par l'appétit et la soif.*

On doit varier les aliments suivant les besoins de l'économie animale, mais on ne doit jamais faire usage d'une substance alimentaire que l'on sait par avance ne pouvoir supporter, malgré le plaisir qu'on éprouverait à en goûter. Les personnes qui s'habituent à n'user que de certains aliments finissent à la longue par ne pouvoir en supporter d'autres. Il faut donc varier les aliments autant que possible. Terminons en disant que ce n'est pas ce que l'on mange qui nourrit, mais ce que l'on digère.

Hygiène de la Digestion

La quantité d'aliments utiles à absorber est difficile à apprécier exactement, car elle varie suivant l'âge, le sexe, le climat, etc., mais d'une façon générale elle doit être proportionnelle à la dépense.

On a calculé en moyenne que l'alimentation d'un adulte ne devait pas s'éloigner, par jour, de 400 grammes de carbone et 20 grammes d'azote, éléments qu'on trouve réunis dans 350 grammes de viande et 900 grammes de matière féculente sèche, auxquels doivent s'ajouter 500 grammes de liquide, soit un demi-litre d'eau. Les aliments solides pourront donc se répartir en :

Pain.............	800	grammes
Viande..........	350	—
Riz..............	100	—

Pour obtenir une bonne digestion, il faut mâcher les aliments de façon à les broyer le plus possible, manger lentement, prendre une nourriture saine, ne prendre que la quantité qu'il est possible de digérer; manger peu le soir; ne jamais manger sans appétit et cesser lorsqu'il est satisfait; prendre un exercice modéré après le repas, et ne pas se mettre au lit immédiatement après avoir mangé.

Lait

Le lait convient aux femmes, aux enfants, aux gens sédentaires et aux convalescents.

Il est quelques personnes dont l'estomac ne peut digérer le lait, parce que le suc gastrique de leur estomac est trop acide et coagule le lait en quelques minutes. Dans ce cas on doit, pour éviter cet inconvénient, ajouter un gramme et demi de bicarbonate de soude par bol de lait.

Pris avec du chocolat, le matin, il forme un déjeuner

des plus hygiéniques quand le chocolat est de bonne qualité.

COMMENT ON RECONNAIT SI LE LAIT EST PUR OU NON

Le moyen de vérification le plus simple est peut-être celui-ci :

On prend une aiguille d'acier à tricoter qu'on frotte bien pour n'y laisser adhérer aucune matière grasse. Cette aiguille on la plonge dans le lait et on la relève verticalement.

Si le lait est pur, il en restera une goutte à la pointe.

N'en reste-t-il pas du tout ? il est fort à parier que le lait a été *allongé* dans des conditions frauduleuses.

Beurre

Le beurre, qui est la réunion de toutes les petites bulles de graisse que contient le lait, convient à tous les âges

BEURRE FALSIFIÉ

Parmi les fraudes dont cet aliment peut être l'objet, il faut remarquer l'emploi de la margarine qu'on y introduit. La margarine est un extrait de suif de mouton. Cette matière n'est sans doute pas malfaisante, mais ce n'est pas le beurre et il faut y veiller.

Pour reconnaître s'il y a de la margarine dans le beurre que vous achetez, il vous suffira de faire fondre le morceau que vous voulez analyser et de le refroidir brusquement dès que la fusion est opérée. En cas de mélange frauduleux, la graisse tombe au fond du récipient et le beurre monte à la surface, laissant une ligne de démarcation très visible.

BEURRE TOUJOURS FRAIS

Après avoir bien lavé et soigneusement essuyé le beurre avec un linge, on en remplit des pots de grès en ayant soin de n'y laisser aucun vide. Ces pots sont ensuite placés dans une chaudière à moitié pleine d'eau que l'on chauffe ensuite jusqu'à pleine ébullition. Quand l'eau est refroidie on retire les pots. Le beurre ainsi traité est aussi frais au bout de dix mois qu'au sortir de la baratte.

Fromage

Le fromage, qui n'est autre chose que du lait coagulé, a été, de tout temps, considéré comme condiment digestif et le complément indispensable d'un repas.

FROMAGE FALSIFIÉ OU AVARIÉ

Le fromage n'est trop souvent qu'un composé des éléments les moins précieux du lait dont on a enlevé en partie la crème.

Il n'est pas rare que les veines et les points bleuâtres qui se distinguent dans les bons fromages de Roquefort et autres ne proviennent d'une addition de matières étrangères dont la moisissure donne les apparences de la bonne qualité.

Outre les fromages falsifiés, il y a aussi ceux qui ont subi des altérations par avarie. La fermentation est un des cas les plus ordinaires, et voilà pourquoi il convient de tenir le fromage dans un endroit frais. C'est à ses caves que Roquefort doit en partie la réputation de ses produits.

ROLE DU FROMAGE DANS LA DIGESTION

Voici l'opinion émise par le docteur Fonssagrives dans son *Dictionnaire de la Santé :*

« Le fromage est au dessert ce que le potage est au corps du repas et, n'en déplaise à l'arrêt opposé, formulé par tous les hygiénistes, le fromage très salé, rendu piquant par l'ammoniaque qu'il dégage, celui en un mot dont parle Berchoux *qui doit tout son mérite aux outrages du temps,* est autrement digestible que le fromage frais. Il réveille les papilles gustatives affadies par les aliments dont elles ont subi le contact, relève l'appétit et apporte à l'estomac une condition de stimulation secrétoire favorable à l'accomplissement de ses fonctions. Le fromage ne saurait être considéré comme un condiment et il vaut d'autant plus qu'il stimule d'avantage.

« Les anciens aimaient beaucoup le fromage. »

Nous sommes de son avis ; nous ajoutons cependant que s'il faut du fromage stimulant, pas trop n'en faut. L'abus amène des maladies d'estomac.

Œufs

Les œufs sont un aliment nourrissant et qui convient surtout aux convalescents, aux enfants, aux femmes et aux gens sédentaires. Quand ils sont cuits à l'état dur, ils sont peu nourrissants et d'une longue digestion. Dans tous les cas ne manger que des œufs frais.

L'AGE DES ŒUFS

Nous recommandons le procédé suivant, connu depuis longtemps mais tombé en oubli, pour reconnaître l'âge des œufs et distinguer ceux qui sont frais de ceux qui ne le sont plus. Cette méthode est basée sur la densité de plus en plus faible que prennent les œufs en vieillissant.

On dissout 120 grammes de sel de cuisine dans un litre d'eau. L'œuf du jour, abandonné dans cette dissolution, descend jusqu'au fond du vase. L'œuf est-il âgé de trois jours, il nage dans le liquide; est-il âgé de plus de trois jours, il flotte à la surface du liquide et tend à s'éloigner de plus en plus d'autant qu'il est plus vieux.

Pain

Le pain de blé est plus nourrissant que le pain de seigle et le pain de maïs, parce qu'il contient du gluten en plus grande quantité. La mie est plus nourrissante que la croûte parce qu'elle contient plus de fécule. Voulant faire du pain prenez le son que l'on a bluté, et le mettez dans une chaudière d'eau, et le faites bouillir; puis le passez, et pétrissez votre pain de cette eau blanchie, et il sera beaucoup plus substantiel et vous aurez un quart de plus de pain qu'à l'ordinaire.

FALSIFICATION DU PAIN

Le pain est la base de l'alimentation populaire. Il importe à la santé publique qu'il soit exempt de tout mélange étranger, nocif ou non. Or, on peut juger de la délétère influence que peut avoir sur l'organisme des travailleurs qui n'ont souvent pas le moyen de se procurer une autre nourriture, la craie, l'alun, le plâtre, la sciure de bois et autres matières susceptibles d'être pulvérisées et amalgamées avec le froment.

ÉPREUVES — Si vous la soupçonnez d'être suspecte : 1° Jetez une pincée de farine dans de l'eau, si elle contient de la craie ou du plâtre, ces matières, étant plus lourdes, iront au fond. 2° Faites bouillir de la mie de pain dans l'eau, le même effet se produira.

Poissons

Les poissons appelés animaux à chair blanche se digèrent promptement sans peser sur l'estomac, mais à la condition d'être bien cuits, surtout le goujon, la jeune carpe, le cabos, le barbeau, le brochet et le mulet.

Il faut toujours préférer les poissons de rivière à ceux des étangs, par la raison que la chair de ces derniers est indigeste.

Quelques personnes accordent leur préférence aux poissons gras ; elles ont tort, car leur chair est plus difficile à digérer.

La chair de la carpe trop grasse, de l'anguille et de la lamproie sont aussi de difficile digestion.

Châtaignes

La châtaigne forme encore la base de l'alimentation de certaines contrées de la France et est un aliment léger et très nourrissant, à la condition expresse qu'elle soit parfaitement cuite dans l'eau.

Dans le cas contraire, elle gonfle l'estomac et donne de légères indispositions.

Fèves, Lentilles

La fève mangée fraîche forme une nourriture très légère ; mangée mûre et en purée, elle a une qualité plus nutritive. Il en est de même de la lentille et des petits pois.

Haricots

Ils donnent des gaz parce qu'ils contiennent beaucoup de mucilage. Mangés en purée, comme la fève ils n'incommodent pas et ont des propriétés rafraîchissantes.

Pommes de terre

La pomme de terre est un des aliments dont la digestion est des plus faciles ; elle doit être préférée à tous les autres légumes, à la condition qu'elle soit bien parvenue à son point de maturité. Elle contient beaucoup de fécule; environ le quart de son poids.

Riz

Le riz doit être bien cuit et crevé avant d'être mangé ; à cette condition seulement, c'est un aliment léger et très nourrissant, en ce sens qu'il renferme beaucoup de fécule.

VIANDES

En général les viandes rôties sont les meilleures et celles que l'on conseille toujours aux personnes qui ont besoin d'être bien nourries ; la viande rôtie doit sont goût délicieux à ce que la cuisson s'est faite dans son propre jus et qu'elle n'a perdu aucune de ses propriétés nourrissantes, ni de sa saveur.

Bœuf

La viande de bœuf rôtie est l'aliment le plus nourrissant, à la condition qu'elle soit peu cuite ; elle active les fonctions digestives et restaure le corps plus promptement que tout autre aliment ; seulement, il ne faudrait pas en manger continuellement, par la seule raison qu'étant trop nourrissante, elle pourrait occasionner des indispositions qu'il est bon d'éviter.

Mouton

La chair de mouton est presque aussi nourrissante que celle du bœuf; elle contient moins de jus et doit aussi être peu cuite.

Porc

La chair de porc fraîche est très nourrissante, mais elle est un peu difficile à digérer.

Elle demande par sa nature des excitants et des épices qui en facilitent la digestion.

Il est bon de ne pas en faire un très long usage.

La ladrerie du porc donne le ver solitaire, quand on a des doutes, il faut bien faire cuire la viande pour faire disparaître les germes d'animalcules.

L'AIR

L'air étant nécessaire à l'homme, et le plus impérieux de ses besoins étant celui de respirer il est de la plus haute importance de le renouveller chaque jour dans les appartements, en tenant les fenêtres ouvertes pendant quelques heures.

Il faut éviter avec soin les courants d'air quand on transpire.

(Voyez *désinfectant.*)

BOISSONS

Eau

L'eau est la meilleure des boissons lorsqu'elle est légère. Préférez celle des rivières ou des fontaines qui peuvent la laisser couler, à celle des puits, parce qu'elle est mélangée d'une plus grande quantité d'air.

Bien que l'eau ne soit pas un aliment, les personnes qui ont une vie sédentaire doivent en user de préférence, parce qu'elle rend la digestion plus facile et donne une santé excellente. Il ne résulte pas de cela que nous devrions bannir l'usage du vin, mais nous voulons faire entendre que l'homme de cabinet ne doit point en boire comme l'homme des champs, parce qu'il ne dépense pas autant de forces et qu'il n'a pas besoin d'aliments aussi nutritifs pour les réparer.

Abstenez-vous, autant que faire se pourra, de boire de l'eau-de-vie, et rappelez-vous qu'un petit verre de cette boisson représente au moins huit verres de vin ; la santé et la bourse s'en trouveront mieux.

Si l'eau favorise la digestion, il ne faut cependant pas en boire en trop grande quantité à ses repas, car l'inverse se produirait, la digestion serait alors troublée. On dit bien, buvez lorsque vous avez soif, mais il ne faut pas le répéter trop souvent, surtout en été, on fatiguerait l'estomac. Une eau bien fraîche est celle qui désaltère le mieux; on doit bien se garder d'en boire lorsque le corps est dans un état de sueur, ou de grande fatigue, ce qui pourrait occasionner de graves maladies, pleurésie, dysenterie, et souvent même la mort. Si par suite d'une longue marche, é ant exténué de fatigue, vous avez la bouche sèche, et que vous disiez, suivant le dit-on de tous les jours : je meurs de soif; prenez alors un verre d'eau fraîche acidulée, soit avec du citron, de l'orange, des cerises, ou de la groseille.

POUR RECONNAITRE L'EAU POTABLE

Une recette pour l'analyse sommaire des eaux potables est toujours bonne à noter.

D'après ce que rapporte la *Technologie sanitaire* de Bruxelles, pour s'assurer si une eau destinée aux usages domestiques ne contient pas de matières organiques, on peut employer la méthode suivante à la fois très simple et très sure;

On prend une bouteille propre et en verre blanc; on l'emplit au trois quarts de l'eau à analyser, puis on y dissout une petite cuillerée de sucre candi blanc et très propre. La bouteille est alors bouchée hermétiquement et tenue quarante-huit heures dans un lieu chaud.

Si, après ce temps, l'eau ainsi traitée, est devenue floconneuse ou laiteuse, elle est impropre à servir de boisson. Par contre si elle reste complètement pure, ceci peut être une preuve qu'elle ne contient aucune substance polluante qui pourrait éventuellement avoir une influence nuisible.

Vin

Pris avec modération, le vin constitue une excellente boisson; pris au contraire avec excès, il devient très nuisible pour la santé.

Le vin pris comme boisson ordinaire, doit être coupé avec de l'eau. Les personnes habituées à le boire sans eau doivent en prendre avec modération et ne pas en boire de grands verres bord à bord; il vaut mieux boire plus souvent pendant un repas, mais en petite quantité à la fois (la valeur d'un verre à Bordeaux par exemple). Il faut bien se garder de boire des vins gâtés, éventés, ou fraudés, ce qui occasionne des maladies et des troubles dans la digestion.

VIN FALSIFIÉ

Remplissez un verre quelconque de vin que vous voulez essayer et faites-y dissoudre un peu d'alun.

Si le vin est naturel, il se formera au fond du verre un précipité brun vert ; si on n'aperçoit pas ce dépôt, on peut être assuré que la couleur est artificielle.

Bière

Pour qu'elle soit bonne, il faut qu'elle soit claire, fraîche, un peu amère, peu douceâtre et très peu mousseuse.

C'est une boisson salutaire, nourrissante, qui excite légèrement les fonctions digestives et la sécrétion urinaire.

On la recommande aux jeunes gens débiles, aux jeunes filles chloratiques, aux jeunes dames anémiées. Bien des médecins la prescrivent aux femmes nerveuses à qui le vin répugne.

Ne buvez pas de la bière quand vous êtes en sueur.

Café

Le café est une boisson délicieuse qui excite à la fois toute l'économie, en agissant sur le système nerveux. Lorsqu'on use modérément de cette boisson, l'esprit est plus actif et plus animé. Il donne la gaîté et une agitation particulière qui éloigne le sommeil.

L'abus du café irrite l'estomac en occasionnant des tiraillements, donne des insomnies, le tremblement des membres, des palpitations de cœur. Quoique n'en abusant pas, les personnes naturellement nerveuses devront s'en abstenir ou en prendre très rarement, car alors elles auraient de l'irritation dans les intestins, de la fièvre, de l'abattement.

Terminons en disant que ceux qui peuvent le supporter n'en fassent point abus ; que ceux qui n'y sont point habitués s'en dispensent, et que ceux à qui il fait du mal s'en privent.

Le café au lait est pour les personnes faibles et les enfants, la plus mauvaise nourriture que l'on puisse imaginer.

CAFÉ FALSIFIÉ

Répandez à la surface d'un verre à pied rempli d'eau la poudre de café suspecte. Si elle n'est pas mêlée de chicorée, elle surnage et absorbe l'eau très lentement; si elle est mêlée de chicorée, elle absorbe l'eau immédiatement, tombe au fond du verre et colore le liquide en jaune brunâtre.

Chocolat

Le chocolat fait de pur cacao et sucre est un excellent aliment; il est nourrissant, donne des forces et fortifie les estomacs délicats; il convient aux convalescents, aux vieillards et aux personnes chétives.

CHOCOLAT FALSIFIÉ

Le chocolat, est un des réparateurs les plus efficaces de la santé dans bien des cas. Malheureusement celui qu'on trouve dans le commerce échappe rarement à la fraude. On le mélange de farine de blé, de riz, de lentilles, de pois, de haricots, d'amandes grillées et même de sciure de bois. Ces chocolats falsifiés par les farines et les fécules se reconnaissent à leur goût pâteux et à la consistance qu'ils prennent par la cuisson avec l'eau.

« Le chocolat, dit M. Chevalier, est l'objet d'une falsification plus grave, on y incorpore du cinabre ou sulfure rouge de mercure, mélangé d'oxyde rouge de mercure ou de terres rouges ocrasées. De telles falsifications peuvent occasionner des accidents mortels mais sont heureusement très rares. »

Thé

Le thé, en petite quantité, est une boisson digestive. On doit s'en priver si on a l'estomac irritable et le système nerveux susceptible.

Nous terminerons ce court aperçu sur l'alimentation par les paroles d'un célèbre professeur ;

La tempérance et l'exercice sont les deux meilleurs médecins.

HABITATIONS

Les habitations doivent, autant que possible, être exposées au levant ou au midi, mais, comme tout le monde n'est pas libre de choisir sa place au soleil nous recommandons d'avoir des appartements spacieux, à plafond élevé et bien éclairés.

Choisissez pour chambre à coucher un appartement où se trouve une cheminée, afin que l'air y soit renouvelé par son orifice ; s'il n'en existe pas, laissez ouvertes les portes de communication avec les autres pièces de la chambre, afin d'établir une ventilation suffisante pour chasser les miasmes que dégage le corps pendant la nuit.

Les habitations doivent être élevées au dessus du niveau du sol et à l'abri des émanations, c'est-à-dire loin des fumiers, des fosses à purin, des marais. des écuries, etc.

On doit préférer la santé à la commodité.

HYGIÈNE DE LA PEAU

(Voir la *Propreté*.)

On doit rejeter comme dangereux tous les cosmétiques dans lesquels entrent les composés de plomb, d'arsénic et de mercure ; leur absorption par la peau pourrait faire tomber les dents comme si l'on eût pris du mercure.

La propreté sans recherche, l'élégance et les grâces naturelles du corps et de l'esprit sont les meilleurs cosmétiques.

Néanmoins, quand la peau est rugueuse, farineuse et roussâtre, quand elle est gercée, couverte de boutons, etc., etc., *il faut avoir recours à l'***Eau de Beauté**.

(Voir *Table des matières*.)

HYGIÈNE DE LA TÊTE

Dans tous les temps, la chevelure a été considérée, chez tous les peuples, comme le plus bel ornement de la tête. La chevelure protège la tête et surtout le cerveau contre les intempéries des saisons, le chaud et le froid. Le premier soin qu'exige la toilette de la chevelure, c'est l'entretien et la propreté de la tête.

Si vos moyens ne vous permettent pas de faire des dépenses faites bouillir une bonne poignée de feuilles de sauge (voyez cette plante) dans un litre d'eau, dix minutes, passez la tisane quand elle est tiède et faites-vous une bonne friction une fois par semaine au moins.

Si vous pouvez dépenser quelques sous, voyez, à la Table des matières : **Eau Notre-Dame.**

EXERCICE

L'exercice est une nécessité de notre être ; il est indispensable pour notre santé. Un exercice modéré accroît nos forces, facilite la circulation du sang, excite notre appétit et nous prépare un sommeil tranquille.

Le manque d'exercice procure la constipation et une infinité d'autres maladies.

TRAVAIL

La loi du travail est écrite au frontispice de l'humanité ; elle est, pour tous les hommes, un devoir et une obligation, et celui qui y manque frustre la société, tourne le dos au bien-être et au bonheur et se prépare un avenir ténébreux.

Honte, misère, maladie, abrutissement, dégoût de la vie : voilà ce qui attend le paresseux au bout de la route dans laquelle il s'engage.

Santé, bien-être, gaîté, bonheur, considération : voilà les résultats inévitables de l'activité, du travail intelligent et bien entendu.

HYGIÈNE DE L'AME

Le bonheur est un état de sérénité intérieure qui réside dans la coexistence nécessaire de deux ordres de faits : l'accomplissement de nos obligations morales et l'équilibre de nos fonctions physiques — la paix de la conscience et le bien-être corporel.

Les mauvaises passions détruisent la santé, abrègent l'existence et souvent conduisent au crime si on ne les modère pas, si on ne s'en rend pas maître.

Les passions sont comme des plaies intérieures, parfois héréditaires, le plus souvent accidentelles, qui s'irritent d'autant plus qu'on y porte plus souvent la main. Elles sont, en partie du moins, le produit de l'habitude.

Dès le jeune âge, l'enfant montre ses aptitudes, ses penchants, ses mauvais instincts, et, de même qu'il est très facile de redresser une jeune plante qui prend une position vicieuse, de même il est très aisé aux parents de diriger leurs enfants dans le droit chemin et de les y ramener si leurs mauvais penchants les en écartent.

IL FAUT SE LEVER DE BONNE HEURE

Le meilleur moment pour se lever, c'est lorsque se termine le sommeil proprement dit.

La raison ni l'hygiène ne peuvent doser le sommeil naturel. Le cerveau tombe dans un état auquel on donne le nom de sommeil, et les autres organes font de même.

Le vrai sommeil est un agrégat de sommeils; en d'autres termes, le sommeil, qui est une fonction naturelle, est un état qui consiste dans le sommeil ou repos des différentes parties de l'organisme. Parfois l'un des organes est moins fatigué que l'autre et s'éveille le premier, tandis que le plus épuisé ne s'éveille que le dernier.

Le secret du bon et profond sommeil, c'est — les conditions physiologiques étant établies — d'exercer et de fatiguer les divers organes de façon à leur donner au même moment un égal besoin de repos.

L'organe cérébral, les organes des sens, le système musculaire et les viscères doivent, autant que possible, être aussi fatigués les uns que les autres, de manière à pouvoir s'endormir ensemble.

Les vrais dormeurs normaux s'éveillent de bonne heure, et se sentent frais et dispos pour se lever. Si l'on sait bien ménager ses forces, on ne se laissera pas, une fois qu'on s'est senti bien réveillé, s'endormir de nouveau sous prétexte d'engourdissement survenu ou de fatigue des sens ou des muscles.

Au bout de quelques jours l'homme qui se contraint de ne donner de repos à nulle partie de son corps, une fois le cerveau bien éveillé, se trouvera un *matinal* sans savoir comment cela lui est venu. Il se lèvera de bonne heure par goût et s'en trouvera bien.

POUR VIVRE VIEUX

Voulez-vous vivre vieux ? C'est bien simple.

Un médecin qui vient de mourir à l'âge de cent sept ans a fait connaître, avant sa mort, le secret de sa longévité : Il suffit pour arriver à ce résultat, de placer son lit du Nord au Sud, dans la direction des grands courants magnétiques du globe.

On a remarqué, en effet que le flux du courant électrique est plus intense dans la direction Nord pendant la nuit que pendant le jour. En tournant la tête au Nord, ou plutôt légèrement vers l'Est, dans le flux même du courant électrique, on se trouve dans les meilleures dispositions pour goûter un repos parfait.

L'influence du courant magnétique sur le corps de l'homme a été constaté depuis longtemps, et, en 1765, le docteur Clarick, à Gœttingue, guérissait les maux de dents en dirigeant vers le pôle Sud un barreau magnétique. Si pour vivre vieux il suffit de se coucher du Nord au Sud, cela vaut bien la peine de changer son lit de place.

C'est ce que nous disait dernièrement un journal scientifique; je vous l'indique sous toutes réserves aussi bien que ce qui suit.

Les médecins donnent pour prolonger la vie des centaines de recettes, nous citons seulement les trois suivantes comme paraissant les plus sérieuses :

1° Prendre chaque matin une infusion de feuilles de frêne, 25 grammes pour un demi-litre d'eau. On dit que celui qui a donné ce secret a vécu 107 ans.

2° Prendre tous les matins une tisane d'*Angélique*, 25 grammes pour un demi-litre d'eau. Celui qui a divulgué ce secret aurait, dit-on, vécu 112 ans.

3° Tous les deux mois prendre pendant 8 jours de suite, le matin à jeun, une abondante infusion de salsepareille. On prévient ainsi beaucoup de maladies, le sang est purifié, l'appétit excité. La salsepareille est pour notre corps ce qu'est l'huile pour les rouages d'une machine.

A notre humble avis, ce dernier secret est bien préférable aux deux précédents et nous ne saurions trop le recommander aux personnes qui tiennent à leur santé.

POUR VIVRE HEUREUX

Un vieux docteur écrivant à son fils lui donnait les conseils suivants que nous sommes heureux de reproduire :

« Marche deux heures par jour. Dors sept heures toutes les nuits. Lève-toi dès que tu t'éveilles.

« Travaille dès que tu es levé. Ne mange qu'à ta faim, et toujours lentement. Ne bois qu'à ta soif. Ne parle que lorsqu'il le faut, et ne dis que la moitié de ce que tu penses. N'écris que ce que tu peux signer. Ne fais que ce que tu peux dire.

« N'oublie jamais que les autres compteront sur toi, mais tu ne dois pas compter sur eux. N'estime l'argent ni plus ni moins qu'il vaut ; c'est un bon serviteur mais c'est un mauvais maître. »

HYGIÈNE DE L'ENFANCE

et

PRÉCEPTES CONCERNANT LES NOUVEAUX-NÉS

Alimentation au sein

La meilleure nourriture pour l'enfant est celle que fournit le sein. Surtout le sein de la mère, lorsque celle-ci est en bonne santé.

Si le second jour qui suit l'accouchement le lait ne s'écoule pas régulièrement chez la mère et que l'enfant semble en souffrir, on lui fera boire quelques cuillerées de lait de vache coupé par moitié d'eau tiède légèrement sucrée.

Les jours suivants l'enfant devra téter toutes les deux heures, durant le jour, et la nuit seulement quand il s'éveillera; chaque tétée ne devra durer que de dix à quinze minutes.

A deux mois, l'enfant ne fera plus que huit tétées en une journée, et, à trois mois, six.

L'enfant, à partir de six mois, pourra commencer à prendre du lait de vache et on diminuera le nombre de ses tétées.

Alimentation au biberon

Si l'on est forcé de nourrir l'enfant au biberon, on lui donnera le biberon comme nous venons de voir qu'on devait lui donner le sein.

Le meilleur lait à employer et le plus facile à se procurer est le lait de vache. Nous recommandons de le stériliser afin de le débarrasser de tout germe microbicide. Durant le premier mois, on l'étend de deux fois son poids d'eau et ensuite d'une fois seulement.

On ne doit le donner à l'enfant que tiède et sucré.

Les soins de propreté sont de toute importance dans l'alimentation au biberon. On devra choisir un biberon facile à nettoyer (un biberon sans tube). On ne devra pas laisser séjourner le lait dans le biberon.

Sevrage

Que l'enfant soit élevé au sein ou au biberon, à partir de six mois, on pourra commencer à lui donner du lait de vache non coupé d'eau, puis progressivement des bouillies claires. S'il est constipé, on lui donnera de la bouillie de fécule de pomme de terre, et s'il est relâché, de la bouillie de farine de riz. Puis viendront du pain et des œufs. On ne lui donnera de la bouillie de viande que lorsqu'il aura plus d'un an.

Vêtement

De un à quatre mois, l'emploi du maillot, tel qu'on le pratique en France, est très bon, à condition que les bras soient libres dans de grandes manches, lesquelles recouvrent les mains et les gardent du froid. La poitrine ne doit pas être trop serrée.

Plus tard, le vêtement suivant est préférable, car il permet à l'enfant des mouvements qui aident à son développement : une chemisette et une brassière, une couche que l'on ramène en avant en passant entre les cuisses, mais pas de langes emprisonnant les jambes. On complète le costume avec des bas et des chaussons de laine, une petite culotte courte en flanelle qui remonte sur le ventre et se boutonne en arrière, et enfin, sur le tout, une longue robe.

Incommodités et Affections communes chez les enfants

1° Dentition. — L'éruption des dents, qui commence du quatrième au dixième mois de la vie, peut être la cause de beaucoup d'accidents : fièvres, diarrhée ou parfois constipation, vomissements, convulsions, toux, etc.

On calmera la douleur locale en même temps qu'on facilitera la sortie de la dent en frottant la gencive enflammée avec le doigt sur lequel on aura mis une goutte ou deux de miel.

Il faut, quand un enfant souffre de l'éruption des dents, le mettre à la diète relative. Souvent la mère, pour le calmer, lui donne le sein ou le biberon à toutes minutes : c'est là une des causes des troubles de l'intestin.

2° Vers. — La présence des vers peut occasionner des troubles nerveux et des troubles digestifs.

Deux signes témoignent assez généralement qu'un enfant a des vers : son haleine est fétide et il se frotte souvent le nez. (Voir notre article à ce sujet à la 3e partie.)

On fera bien, si l'on soupçonne qu'un enfant a des vers, de lui administrer quelques cuillerées du *Sirop souverain Pivot*, c'est le meilleur que nous connaissions. (Voir, plus loin, l'article à ce sujet.)

3° Convulsions. — Très souvent, les convulsions, qui effraient tellement chez les enfants, ne sont dues qu'à un trouble digestif; on les voit cesser en purgeant légèrement l'enfant ou en lui donnant un lavement.

D'autres fois, les convulsions sont occasionnées par la dentition ou par des vers, et, dans ces deux cas, il faut traiter la cause.

4° Toux, Coqueluche. — Les enfants s'enrhument très facilement. Quand on a affaire à un simple rhume, il suffit de tenir l'enfant dans un endroit bien chaud et de faire chauffer toutes ses boissons.

La coqueluche, quoique se manifestant par une toux vive et fatigante, est surtout une maladie nerveuse qui, le plus souvent, se prend par contagion. On doit la traiter autrement qu'un simple rhume. (Voir plus loin.)

Pesage des enfants

Le meilleur moyen de se rendre compte de la santé des enfants consiste à les peser : un enfant qui acquiert en poids se porte bien.

Au moment de sa naissance, un garçon pèse en moyenne 3,250 grammes, une fille 120 grammes de moins; les deux jours suivants ils perdent un peu, mais, au troisième jour, ils commencent à augmenter, et, au septième jour, le premier poids est retrouvé.

Pendant le premier trimestre, l'enfant gagne 25 grammes par jour et, à trois mois, il pèse 5,250 grammes.

Durant le second trimestre, il gagne 20 grammes par jour et, à la fin, il pèse 7,000 grammes, c'est-à-dire plus du double qu'il pesait à sa naissance.

Durant le troisième trimestre, il gagne 15 grammes par jour et, à la fin, il pèse 8,500 grammes.

Durant le quatrième trimestre, il gagne 10 grammes par jour et, à un an, il pèse 9,500 grammes, c'est-à-dire qu'il a à peu près triplé de poids.

Les chiffres ci-dessus indiquent une moyenne. L'augmentation du poids est retardée par les petites indispositions de la dentition et par les autres malaises de l'enfant.

Aux Mères

Prenez votre bébé à son réveil du matin, débarrassez-le rapidement de ses langes et plongez-le d[illegible] un bain tiède pendant quelques minutes, pour lui faire sa toilette du corps.

En le sortant, enveloppez-le d'une serviette éponge et séchez-le prestement. Si l'enfant est un peu débile, délicat, faites-lui une friction rapide sur le corps et les membres avec de l'eau-de-vie de lavande ou de l'eau de Cologne étendue d'eau.

Les langes les plus rapprochés du corps du bébé doivent être souples et chauds et ne doivent jamais serrer au point de gêner et immobiliser les jambes; aussi faut-il condamner sévèrement les sangles et les corsets dont beaucoup trop de nourrices conservent encore l'usage qui devrait être proscrit aujourd'hui, l'instruction ayant pénétré un peu partout.

Que de bébés noués et rachitiques à deux ans, qui auraient joui d'une constitution excellente, si les mères ne les avaient astreints dès la naissance, en les ligottant dans leurs premiers vêtements, à ne respirer qu'imparfaitement, et aux supplices les plus atroces en leur immobilisant les membres. Dès les premières semaines et suivant les rigueurs de la saison et la température de vos appartements, habituez vos bébés à la toilette à l'eau froide une fois tous les deux ou trois jours, puis tous les matins, en les lavant au saut du lit avec une éponge humide trempée dans l'eau même très froide.

Séché immédiatement, l'enfant reprend bien vite chaleur.

J'ai parlé des langes du bébé au point de vue de leur application, qui est le plus souvent très mal faite, mais que devrai-je dire du choix et du nombre des vêtements. Pourquoi les mères n'appliquent-elles pas généralement à leurs enfants les règles d'hygiène qu'elles observent cependant très bien pour elles-mêmes ?

Le couvrir pour le protéger du froid ou de la chaleur, mais ne jamais pousser l'abus du vêtement jusqu'à provoquer la transpiration. Cette surcharge de vêtements que l'on impose aux enfants est préjudiciable pour bien des raisons. Chez le bébé porté au bras ou traîné en voiture, par conséquent sans possibilité de se mouvoir, elle entretient une moiteur de la peau qui, au moindre refroidissement, provoquera le coryza, la bronchite, l'angine, les adénites du cou.

Chez l'enfant prenant ses ébats, cette même surcharge alourdit la marche, gêne les mouvements, et l'expose aux mêmes maladies, mais peut-être avec plus de fréquence.

Si pour sacrifier à la mode vous les livrez l'hiver à toutes les rigueurs d'une température sibérienne, jambes nues, les épaules recouvertes d'un épais manteau et la tête coiffée d'une riche toque d'astrakan, vous ne devez plus vous étonner que ces enfants souffrent plus tard d'arthrites du genou, soient affligés de tumeurs blanches, ou se meurent de méningites et de congestions pulmonaires. Pour éviter ce dernier excès, souvenez-vous, jeunes mères, du vieil adage, véritable principe d'hygiène résumé en quatre mots :

« Pieds chauds, tête nue. »

Le lait pour enfants

Un bon quart des enfants nés à Paris ne peut, pour des raisons diverses que je n'ai pas à étudier ici, être mis en nourrice ou être allaité par la mère. Il en est de même en province, dans une proportion beaucoup moins considérable. C'est le biberon, chargé d'un lait plus ou moins parfait, qui servira à l'alimentation de ces petits êtres. On s'est ingénié, pour parer à la fermentation du lait et aux dangers qui peuvent en résulter, à imaginer des procédés de stérilisation qui commencent à être répandus. Mais ce n'est pas tout que d'avoir du lait de bonne qualité, de l'avoir stérilisé; il faut encore le rendre assimilable en le rapprochant, autant que faire se peut, de la composition du lait maternel. Le lait de vache, le plus usuellement employé, diffère du lait de femme par une quantité moindre de sucre et une quantité plus considérable de matières protéiques. Dans le but de le rendre aussi peu différent que possible, le Dr Halipré, de Rouen, conseille d'employer le moyen suivant : on coupe le lait de vache fraîchement trait d'un tiers d'eau, puis on ajoute par litre 15 à 20 grammes de crème fraîche, 35 grammes de lactose ou sucre de lait, et 1 gramme de sel. Le lait ainsi préparé se rapproche beaucoup du lait de femme. Il ne reste plus qu'à le stériliser par les moyens ordinaires, en le divisant dans des flacons de moyenne grandeur. Ce lait est très bien toléré par les enfants, parfaitement digéré, et a donné les meilleurs résultats.

Néanmoins, en principe : *le lait de la femme, pris au sein, constitue la seule nourriture normale du nouveau-né, la seule qui, par sa composition, soit suffisante et sans danger. Toute mère doit, si possible, allaiter son enfant.*

Résumé des Conseils d'Hygiène

Soyez sobre : conservez toujours un restant d'appétit au sortir de table, c'est le premier moyen de vous bien porter.

Ne mangez ni ne buvez précipitamment. Evitez de boire trop frais. Ne vous exposez pas à l'air froid quand vous êtes en sueur.

La propreté entretient la santé, qu'elle règne donc en vous, en vos vêtements, en votre habitation, et en tout ce qui est à votre usage.

Un travail modéré est nécessaire à votre santé, pour fortifier vos organes.

Ne dormez pas dans une chambre où l'on aurait déposé soit des fruits, soit des fleurs ; il s'en exhale, en effet, un gaz qui vicie l'air et le rend impropre à la respiration.

Evitez de faire sécher du linge dans une chambre à coucher.

En hiver, tenez au-dessus du poêle de l'eau, qui se vaporisant, redonne à l'air l'humidité que le foyer lui ôte.

Se reposer une demi-heure avant et une demi-heure après le repas.

Se coucher de bonne heure et se lever bon matin.

Evitez l'humidité et le froid aux pieds.

NOTA. — Voir aussi à la Table des Matières le mot *Alcool* et lire attentivement les divers articles à ce sujet.

DEUXIÈME PARTIE

LES CENT PLANTES MÉDICINALES

Notions Préliminaires

1° Il est certain qu'il existe plus de cent plantes ayant des propriétés curatives; mais l'on est convenu de dire les *Cent plantes* et, pour suivre la tradition, nous disons aussi les *cent plantes médicinales*, quoique nous reconnaissions que leur nombre est de beaucoup supérieur et que nous donnions l'explication et les propriétés de plus de cent.

2° Le mot entre parenthèses, qui suit, indique la famille à laquelle appartient la plante. Dans cette classification, nous avons suivi les deux grands maîtres Linné et Tournefort, ce que vous explique la lettre L. pour Linné, T. Tournefort.

3° Le nom qui suit celui de la famille est le nom latin donné à cette plante.

4° Les mots en italique sont les divers noms patois employés dans les diverses régions de la France pour désigner cette plante.

Nous donnons seulement les plus communs, car ils sont si nombreux qu'ils formeraient à eux seuls un gros volume.

ABSINTHE

(Composées, L.) ARTEMISIA ABSINTHIUM.

Herbe sainte, *herbe aux vers*, *aluyne*, *absin menu*, *alvine*, *aloïne*, *armoise*, *absinthe*, etc.

Elle vient dans les endroits secs et incultes, où elle se sème d'elle-même; on la cultive aussi dans les jardins.

Propriétés : Apéritive, digestive, fébrifuge et vermifuge.

Dose : Quinze grammes par litre d'eau, infusion.

L'usage modéré de l'absinthe est recommandable, mais l'abus produit des désordres sans nombre dans l'organisme humain et souvent même engendre la folie.

Vin d'absinthe

Mettre dans une bouteille d'un litre 50 grammes de sommités fleuries ou de feuilles d'absinthe, puis remplir la bouteille de bon vin blanc. Laisser infuser quatre jours, passer et filtrer, on a un litre de vin d'absinthe.

Un petit verre avant le repas comme apéritif. Un petit verre après le repas comme digestif. Un petit verre le matin comme vermifuge, pour *tuer le ver*. On peut le boire pur; néanmoins, comme apéritif, il est préférable de le boire dans un verre d'eau fraîche légèrement sucrée.

Ce vin s'altère rapidement; il est bon d'en préparer seulement un demi-litre à la fois.

ACONIT

(Renonculacées, L.) Aconitum Napellus.

Napel, *capuchon*, *coqueluchon*, *tue-loup bleu*, *gueule de loup*, *fève de loup*, *capuce de moine*, *pistolet*, *sabot du pape*, etc.

Plante des montagnes; cultivée aussi dans les jardins pour sa beauté.

Propriétés : Poison très violent. Seuls, les hommes de l'art peuvent l'employer dans les bronchites et les enrouements. Veillez à ce que vos enfants n'y touchent pas, car elle a été cause de nombreux cas d'empoisonnement, presque toujours mortels. On ne connaît jusqu'à présent aucun antidote, aucun spécifique sûr à employer contre l'empoisonnement par l'aconit. On devra donc avoir recours aux vomitifs.

(Voir l'article *Empoisonnements*.)

AIGREMOINE

(Rosacées, T.) Agrimonia eupatoria.

Agrimoine, Eupatoire des Grecs, herbe de Saint-Guillaume, thé des bois, sorbelette, thé du nord, etc.

Elle croît sur les bords des chemins, dans les prairies et les endroits incultes.

Propriétés : Infusions contre les incontinences d'urine et la dysenterie ; tisane pour laver les plaies et faire revenir les chairs ; en gargarisme, elle guérit les ulcères de la bouche et du gosier, en y ajoutant un peu de miel.

Dans le Nord, les paysans l'emploient en guise de thé. C'est une infusion d'un goût agréable, elle doit être recommandée surtout à ceux qui sont atteints de l'asthme.

AIL

(Lilliacées, L.) Allium sativum.

Cette plante est connue et cultivée partout.

Propriétés : Vermifuge, fébrifuge, stimulante et excitante.

Ne convient pas aux personnes atteintes de maladies de peau, telles que : dartres, eczéma, pelade, plaie, etc. Les nourrices doivent aussi le bannir de leur alimentation, car il altère leur lait et donne des coliques aux nouveaux-nés.

AIRELLE

(Vaccinacées, L.) Vaccinium myrtillus.

Mourlie, macéret, raisin de bruyère ou des bois, atrês, quéquénier morel, myrtillier, aradeck.

Croît dans les terrains secs et arides, dans les bois et bruyères.

Ses fruits arrivés à complète maturité, sont succulents et d'une saveur douce et acidulée très agréable. Ils guérissent la dysenterie et les diarrhées chroniques ; il suffit pour cela de les manger frais et en grande quantité.

ALOÈS

(Liliacées, L.) Aloès vulgaris.

Il est originaire de l'Afrique. En général, on a tort de s'en servir comme purgatif, car il prédispose aux hémorroïdes et aux écoulements menstruels. Il est aussi contraire dans les irritations et les maladies de la vessie.

ANGÉLIQUE

(Ombellifères, L.) Angelica archangelica.

Angélique sauvage, Angélique des bois ou des prés, angelica sylvestris, racine du Saint-Esprit, angélique des jardins.

Elle croît sur les montagnes et les lieux élevés. On la cultive aussi dans les jardins.

Mangée crue ou cuite, elle facilite la digestion des aliments gras et huileux ; elle augmente la chaleur vitale pour résister aux froids humides.

On l'emploie en infusion (25 grammes pour un litre d'eau, racines ou tiges) dans les maladies suivantes : fièvres intermittentes, chlorose, faiblesse du tube digestif, vomissements spasmodiques, coliques venteuses, maux de tête nerveux, bronchites, etc.

Une bonne tasse d'angélique après le repas facilite la digestion et fait disparaître les langueurs d'estomac.

Quoique toute la plante soit bonne, on doit préférer les racines.

ANIS VERT

(Ombellifères, L.) Pimpinella anisum.

Boucage pimpinelle, anis vert, anis cultivé, etc.

Se cultive dans les champs et les jardins principalement en Touraine.

Propriétés : Les semences d'anis (10 à 15 grammes) bouillies dans un litre d'eau, dix minutes, ou en liqueur, fortifient l'estomac, guérissent les coliques venteuses augmentent le lait des nourrices.

Trois verres par jour, à jeun.

Pour guérir les tranchées des enfants et faciliter les selles, on fait infuser un gramme de semence d'anis dans un verre de lait qu'on leur fait prendre à jeun.

Quand l'enfant est élevé à la mamelle, c'est la nourrice qui doit boire l'infusion d'anis.

ANIS ÉTOILÉ

(Badiane.) Illicium anisatum.

Arbrisseau venant de Chine et dont les semences ont les mêmes propriétés que celles de l'anis vert.

Liqueur d'anis

Semences d'anis concassées........	40 grammes.
Canelle..	1 —
Sucre..	500 —
Eau-de-vie....................................	Un litre.

Laisser macérer le tout pendant 5 à 6 semaines, puis filtrer. Cette liqueur peut être employée après les repas, elle facilite l'expulsion des gaz et active la digestion.

ARGENTINE POTENTILLE

(Rosacées, L.) Potentilla argentea.

Ansérine, herbe aux oies, bec d'oie, etc.

On emploie les feuilles et les fleurs en infusion, 20 à 30 grammes pour un litre d'eau, contre la diarrhée.

La racine d'argentine est un bon remède pour les dents et raffermit les gencives. Il suffit d'en macher un morceau de temps en temps.

ARMOISE

(Composées, L.) Artemisia vulgaris.

Herbe de la Saint-Jean, herbe à cent goûts, remise, fleur de Saint-Jean, anaction, etc.

Très commune sur les bords des fossés des ruisseaux, et dans les endroits incultes.

PROPRIÉTÉS : En infusion (15 à 20 grammes pour un litre d'eau) contre les tournements de tête, les défaillances. Elle rappelle les règles quand elles ont été supprimées par une cause débilitante quelconque.

Quand les règles s'arrêtent par suite d'une émotion ou d'un refroidissement, il est avantageux, pour les rappeler, de diriger, sur les parties, la vapeur d'un grand vase rempli d'une forte infusion très chaude d'armoise. On met une grosse poignée de cette plante dans deux ou trois litres d'eau bouillante, et l'on reste assis dessus le plus longtemps possible.

(Voir *Pertes et flueurs blanches.*)

ARNICA

(Composées, L.) ARNICA MONTANA.

Bétoine des montagnes, bétoine des Vosges, tabac des Savoyards, des Vosges, des Alpes, anique, souci des Alpes, etc.

Plante très commune sur les montagnes.

USAGE INTERNE : S'en servir avec précaution (15 grammes de fleurs ou de feuilles infusées dans un litre d'eau), quand un blessé est dans un état de torpeur qui se prolonge, en petites tasses et cela seulement jusqu'à ce que la figure se colore et que le pouls devienne fort.

En trop fortes doses, il produit de violents maux de tête, le délire, des convulsions et même la mort.

USAGE EXTERNE : A l'extérieur, l'arnica est résolutif. Des linges trempés dans une forte décoction sont appliqués avec avantage sur les épanchements de sang, et sur les coupures et les écorchures faites même avec des objets imprégnés de substances irritantes ou malpropres.

Dans plusieurs contrées, notamment dans les Vosges, la Savoie et les Alpes, les feuilles sont fumées en guise de tabac. Inutile de dire que ce tabac n'est pas du maryland de 1re qualité.

ASPERGE OFFICINALE

(Asparaginées, L.) ASPARAGUS OFFICINALIS.

L'asperge n'a pas de nom patois bien défini. On la cultive maintenant partout. Elle constitue un aliment sain, léger, de digestion facile, convenant très bien aux convalescents et aux personnes faibles.

Elle communique aux urines une odeur fort désagréable : pour faire disparaître cette odeur, il suffit de mettre dans son vase de nuit une petite poignée de sel de cuisine en poudre.

L'asperge *facilite les urines*; on l'ordonne dans les *maladies de cœur, l'engorgement de la rate, les douleurs des reins, l'hydropisie, la jaunisse*, etc.

50 grammes de racines dans un litre d'eau en décoction (voir ce mot). Boire trois verres par jour, à jeun, dans toutes les maladies qui précèdent.

Nous avons expérimenté cette tisane sur une infinité de personnes atteintes de palpitations de cœur, toutes ont été guéries.

Chez les personnes nerveuses l'asperge produit de l'agitation et de l'insomnie.

BARDANE

(Composées, T.) ARCTIUM LAPPA OU LAPPA COMMUNIS.

Napolier, dogue, herbe aux teigneux, glouteron, coupeau, houyau, lignons, teignons, jatarasse, etc.

Ses larges feuilles, appliquées sur la poitrine, remplacent l'emplâtre de poix de Bourgogne dans les vieux rhumes et les affections chroniques des poumons. Un emplâtre bien chaud de ces mêmes feuilles, cuites dans du lait, enlève les douleurs ordinaires. Appliquées sur les plaies, elles les guérissent en peu de temps.

Les oindre avec un peu de beurre frais non salé.

Les racines de bardane sont *dépuratives, sudorifiques*, et *diurétiques*.

Nous ne saurions trop conseiller aux personnes atteintes d'une maladie de peau de se laver avec de la tisane de racines de bardane.

Que les mères n'oublient pas que quand un enfant est atteint de la rougeole, en faisant bouillir 25 grammes de racines de bardane cinq minutes dans un demi-litre d'eau, et en donnant cette tisane, par cuillerées à café, une toutes les cinq minutes, au petit malade, en deux heures l'éruption est complète, et en tenant leur enfant à l'abri des courants d'air, il est guéri au bout de trois jours.

La même tisane guérit la pierre et la gravelle.

Forestus rapporte qu'un malade retenu au lit par des douleurs de goutte, sans pouvoir remuer aucun de ses membres, et ne pouvant être guéri par aucun des remèdes que lui prescrivaient les médecins, fit usage de la décoction de bardane dans la bière, ce qui lui fit rendre une grande quantité d'urines blanches semblables à du lait, et qu'il fut ainsi guéri de ses douleurs en huit jours. 120 grammes de racines pour 2 litres d'eau ou bière en décoction pendant 5 minutes. Boire le tout dans la journée, à jeun.

BELLADONE

(Solanées, L.) Atrapa bella-dona.

Belle dame, morelle furieuse, morelle marine, herbe empoisonnée, mandragone, bouton noir, etc.

C'est une plante très dangereuse que l'on ne doit jamais laisser à la portée des enfants, car ses fruits rouges, semblables à des cerises, attirent leur attention; leur goût étant douceâtre, ils les mangent avec délice et bien peu échappent à la mort.

Nous conjurons nos lecteurs de ne jamais se servir de cette plante que sur l'*ordonnance* et la *surveillance* d'un médecin expérimenté.

C'est de cette plante que l'on retire l'*atropine*, poison très violent et que l'on emploie en pharmacie comme calmant, mais par très petites doses.

BOUILLON-BLANC

(Verbacées, L.) Verbascum tapsus.

Molène, bon-homme, cierge de Notre-Dame, oreilles de Saint-Cloud ou de Saint-Loup, herbe de Saint-Fiacre, blanc bouillon, etc.

Les feuilles, cuites dans du lait, calment les hémorroïdes, les clous, les dartres et les ulcères. Trois verres par jour à jeun.

J'ai vu dans divers pays employer ces feuilles ainsi cuites en applications sur les clous, les dartres, les hémorroïdes, les ulcères, etc., pour obtenir un soulagement immédiat. Il est néanmoins certain que, pour guérir radicalement, le malade doit en même temps en boire et prendre un dépuratif. (Voir l'article *Hémorroïdes et Fissures.*)

La décoction des fleurs de bouillon-blanc est un excellent expectorant très utile dans les catarrhes, les bronchites, les crachements de sang.

Quand on va souvent à la selle et que l'on ne fait que quelques mucosités, trois verres par jour, à jeun, de décoction de feuilles de bouillon-blanc, et l'on est guéri le troisième jour.

BOURRACHE

(Borraginées, T.) Borrago officinalis.

Boursette, bourse à berger, etc.

Elle est adoucissante, elle fait suer, pousse aux urines; généralement on l'emploie dans les rhumes, les fluxions de poitrine, les maladies dartreuses, les fièvres éruptives (rougeole, fièvre scarlatine, petite vérole).

Dose : 40 à 50 grammes pour un litre d'eau en décoction.

(Voir *Fluxion de poitrine.*)

BOURSE A PASTEUR

(Crucifères, V.) Capsella Bursa-pastoris.

Molette de berger, tabouret, boursette, bourse à berger, thlaspi, capsule, etc.

Quand chez la femme les règles sont trop ou pas assez abondantes ou qu'elles produisent de vives douleurs : 50 grammes de bourse à pasteur et 50 grammes d'armoise dans un litre d'eau; laisser bouillir cinq minutes, passer et boire dès les premières douleurs un gros verre et une heure après, le deuxième verre.

Prendre ainsi deux verres de cette tisane par jour pendant quatre jours.

(Voir aussi notre article *Pertes et Flueurs blanches.*)

Nous prions nos aimables lectrices de ne pas oublier que ces quelques recettes leur rendront de grands services.

Les personnes atteintes de pissements de sang se guérissent en peu de temps en buvant un verre de décoction de bourse à pasteur, quelques minutes avant leurs trois principaux repas, soit trois verres par jour.

BRYONE

(Cucurbitacées, L.) Bryonia dioica.

Couleuvrée, navet du diable, vigne blanche, racine vierge, feu ardent, navet bourge, navet galant, etc.

La bryone étant un poison assez violent et son usage offrant de graves dangers, nous conseillons à nos lecteurs de ne jamais s'en servir. Dans toutes les maladies où on l'employait, elle est remplacée par des plantes sans danger, comme on le verra.

On peut néanmoins s'en servir pour l'usage externe. Sa racine, râpée et appliquée en cataplasmes sur les douleurs de goutte les plus violentes, les fait disparaître en peu de temps. On l'emploie aussi avec succès dans les douleurs articulaires.

CAMOMILLE ROMAINE & CULTIVÉE

(Composées, L.) Anthemis nobilis, anthemis sativa.

Camomille noble, camomille odorante, etc.

Originaire du Levant, elle est aujourd'hui cultivée dans toute la France et est une de nos plus précieuses plantes.

On emploie seulement les fleurs : pour les langueurs d'estomac, les digestions difficiles, surtout quand elles sont accompagnées de pesanteurs au creux de l'estomac ou de gonflement du ventre, quand les intestins sont, pour ainsi dire, paralysés ; dans tous les cas de faiblesse, de pâles couleurs, etc., le malade doit boire, après chacun de ses repas, une bonne tasse de fleurs de camomille. Infusion de 4 à 5 têtes pour un gros verre d'eau, en guise de thé.

Pour couper les accès de la fièvre, elle est supérieure au sulfate de quinine. On réduit pour cela les fleurs en poudre très fine et on donne 3 à 4 grammes de cette poudre soit dans du miel, soit dans de l'eau, en trois ou quatre fois, pendant l'intervalle des accès.

Les fleurs de camomille remplacent le quinquina.

Pour calmer les douleurs rhumatismales, la goutte et les coliques, frictionner vivement avec de l'huile de camomille. Voici comment on la prépare :

Fleurs sèches 20 grammes, huile d'olives 100 grammes, faire chauffer au bain-marie environ deux heures, passer avec forte expression et filtrer à travers un linge fin.

Ajouter environ 10 grammes de camphre.

CAROTTE

(Ombellifères, L.) Daucus carota.

Ce légume est un aliment léger et d'une digestion facile.

On croyait autrefois que la carotte guérissait la jaunisse et le cancer, c'est absolument faux.

Râpée et employée en cataplasme, elle calme les brûlures, les dartres, les panaris, les furoncles, les maux d'aventure, etc.

En infusion avec du lait et du miel, elle guérit la toux, le rhume, dégage les voies respiratoires et soulage l'asthme ; un grand verre matin et soir, au saut du lit et avant de se coucher.

CÉLERI

(Ombellifères, Off.) Apium sativus.

Voir *Pharmacie du Jardinier* et *Engelures*.

CENTAURÉE (PETITE)

(Gentianées, L.) Erythrœa centaurium.

Herbe au Centaure, herbe à la fièvre, herbe à la Chiron, fiel de terre.

Elle est fébrifuge (voir article *Fièvres*), vermifuge, tonique, stomachique, etc.

Les jeunes filles aux couleurs pâles et les convalescents souffreteux doivent prendre avant chaque repas un verre à bordeaux de vin de petite centaurée : 60 grammes de petite centaurée dans un litre de vin; tenir bien bouché et au frais. Se prépare comme le vin d'absinthe.

CERFEUIL

(Ombellifères, L.) Chœrophillum sativum ou Anthriscus cerefolium.

Il est excitant et pousse aux urines. En décoction, il guérit l'inflammation des yeux en les lavant trois fois par jour. Les nourrices se servent de la même décoction pour laver les enfants atteints d'inflammation.

Le cerfeuil pilé et appliqué sur les seins de la nouvelle accouchée chasse le lait. Ne pas s'en servir.

Ses feuilles cuites, appliquées en cataplasme, calment les hémorroïdes.

CHAMPIGNONS

Pour beaucoup de personnes, les champignons sont un plat de gourmets. Malheureusement ici l'hygiène n'est pas d'accord avec le goût.

Les plus illustres savants nous parlent tous des champignons comme de la plus malsaine des nourritures que nous puissions prendre.

Sitôt absorbés, disent-ils, les champignons se décomposent et mettent, par ce fait, tout ce que contient notre estomac en putréfaction, en bouillie nauséabonde et infecte.

De plus, tous les jours nous voyons, dans les journaux, que des familles entières, empoisonnées par des champignons, ont péri après plusieurs heures d'horribles souffrances. Il y a de quoi frémir, mais on a toujours mangé et l'on mangera quand même, toujours, des champignons.

Nous croyons être utile en donnant la meilleure recette connue jusqu'à ce jour pour ne pas s'empoisonner. Elle est du célèbre Gérard.

D'abord, soyez très prudents, ne mangez que les champignons que vous connaissez bien et qui ont été déjà expérimentés par des personnes dignes de foi.

Ne vous fiez pas à ces préjugés populaires qui vous font mettre une cuillère d'argent ou une bague en or dans la casserole où cuisent les champignons, soi-disant pour reconnaître leurs bonnes ou mauvaises qualités. Ce sont là des histoires de bonnes femmes.

Voici le vrai procédé qui permet d'enlever aux champignons vénéneux leur principe nuisible : les couper en 4 ou 8 morceaux selon leur grosseur, puis les mettre à tremper dans de l'eau fraîche dans laquelle on a eu soin d'ajouter, par litre d'eau, un demi-verre de fort vinaigre et de faire fondre une petite poignée de sel de cuisine. Au bout de deux heures on les retire, on les lave à grande eau, puis on les passe à l'eau bouillante pendant cinq minutes, on les retire, on les presse un peu et l'opération est terminée. Tous leurs principes vénéneux ont été absorbés par l'eau, le sel et le vinaigre. Les préparer ensuite à la casserole ou poêle sans crainte.

En Russie, les paysans ramassent tous les champignons indistinctement et les stratifient par couches dans du sel. Après quelques semaines, ils les lavent à grande eau et les soumettent à l'ébullition, puis ils les mangent sans danger.

Malgré tout, répétons encore : Soyons prudents, moins nous mangerons de champignons, mieux cela vaudra pour notre santé.

En cas d'empoisonnement par les champignons, voir l'article *Empoisonnements et contre-poisons.*

On nous signale à ce propos le remède suivant dont l'efficacité est, paraît-il, certaine :

Mélanger rapidement dans une cuillerée d'eau chaude ou froide, une grosse cuillerée de sel commun et autant de moutarde, faites avaler immédiatement cette mixture au malade.

A peine est-elle absorbée qu'elle agit comme l'émétique, ramenant tout ce que contient l'estomac.

Afin qu'il ne reste aucune parcelle du poison, faites avaler le blanc d'un œuf au malade, puis après une tasse de fort café.

Mais vous n'administrerez ces dernières substances — qui annihilent un grand nombre de poisons virulents —

que quand l'estomac est tranquille, c'est-à-dire lorsque le malade ne rejette plus.

Nota. — Nous répétons encore que c'est une nourriture malsaine, toujours dangereuse; s'en passer est un acte de sagesse.

CHÊNE

(Cupulifères, T.) Quercus, Robur.

Chêne mâle, chêne vulgaire, quesne, rouvre, robure, etc.

L'écorce de chêne est un astringent très fort. Dans les règles trop abondantes ou trop prolongées, dans les crachements de sang et les selles mêlées de sang, prendre 3 grammes de poudre d'écorce de chêne avec un peu de miel ou de sirop, une fois par jour et à jeun.

Eviter de s'en servir en gargarisme, car son emploi offre, dans ce cas, des inconvénients.

CHICORÉE SAUVAGE

(Composées, L.) Chicorium intybus.

La chicorée est purgative, tonique et fébrifuge. On emploie les feuilles et la racine. Nous en conseillons beaucoup l'usage aux personnes constipées.

CHIENDENT

(Graminées, Rich.) Cynodon dactylon ou triticum repens.

Boutiques, froment rampant, etc.

Cette plante est employée dans toutes les maladies inflammatoires. (Voir *Dépuratif*.)

Dans toutes les maladies en général, on peut la donner comme tisane.

Tisane commune

Elle se fait avec de l'orge et du chiendent que l'on fait bouillir dans l'eau. On y ajoute un peu de réglisse pour lui donner un goût agréable. C'est la tisane que les médecins ordonnent communément à leurs malades pour les rafraîchir et ôter la grande ardeur de la fièvre, mais il ne faut pas en abuser.

CIGUË

(Ombellifères, L.) Conium maculatum.

Faux persil, persil sauvage, ciguë des jardins, petite ciguë, persil bâtard, etc.

Petite ou grande, la ciguë est un poison très violent et d'autant plus dangereux que beaucoup de personnes la confondent avec le persil ou le cerfeuil.

Voici un moyen bien simple de ne jamais se tromper : écrasez entre vos doigts trois ou quatre feuilles de la plante soupçonnée. Sentez vos doigts ; le persil et le cerfeuil répandent une odeur très agréable, la ciguë est nauséabonde et vireuse.

CONSOUDE (GRANDE)

(Borraginées, T.) Symphitum officinalis.

Oreilles d'âne, grande langue de vache, herbe aux coupures.

La racine fraîche de grande consoude, râpée et appliquée sur une brûlure, en calme la douleur instantanément. Employée de la même manière sur les crevasses des seins, elle les guérit aussi en peu de jours.

COQUELICOT

(Papavéracées, L.) Papaver rhœas.

Ponceau, pavot des champs, pavot rouge, etc.

Les fleurs de coquelicot remplacent avantageusement l'opium et n'offrent pas de si graves inconvénients.

Infusion de 4 à 5 grammes par litre d'eau. Prendre par petite quantité dans les rhumes, les catarrhes du poumon, les fièvres éruptives, etc. Cette infusion est également conseillée pour faciliter la transpiration. Prise en lavement avec un peu d'huile d'olive, elle guérit la diarrhée.

CRESSON

(Crucifères, L.) Sisymbrium nasturtium ou Nasturtium officinale.

Cresson de fontaine, cresson d'eau, etc.

L'une des meilleures plantes comme dépuratif ; on peut la prendre comme l'on veut, en salade ou naturelle, ou en soupe, etc.

Cuite dans du lait, elle guérit les catarrhes chroniques, les rhumes anciens et même la phtisie prise au début.

Mangée verte et fraîche, elle guérit le scorbut et le muguet.

DIGITALE POURPRÉE

(Scrofulariées, T,) Digitalis purpurea.

Doigts de Notre-Dame, gant de Notre-Dame, gantelée, doigtier, etc.

Elle est employée dans les palpitations, les battements de cœur, l'hydropisie ; mais c'est un poison tellement violent et si énergique que nous conjurons nos lecteurs de ne s'en servir que d'après les conseils d'un docteur expérimenté et mieux encore de ne jamais en prendre.

DOUCE AMÈRE

(Solanées, L.) Solanum dulcamara.

Vigne de Judée, morelle grimpante, réglisse sauvage, crève chien, vigne sauvage, etc.

Très conseillée jadis pour les dartres et l'exzéma, on doit l'abandonner aujourd'hui, car il est reconnu qu'elle contient des principes vénéneux. (Voir *Dartres*.)

ELLEBORE NOIR

(Renonculacées, L.) Helleborus niger.

Rose de noël, rose d'hiver, herbe à feu, etc.

C'est un poison assez violent. Il faut donc l'éviter quoique divers auteurs la conseillent comme émétique et purgative. (Voir ces mots.)

FENOUIL

(Ombellifères, Off.) FŒNICULUM VULGARE.

Pousse à l'état sauvage et est cultivé.

Ses racines sont apéritives, 25 grammes par litre d'eau en infusion : un verre ordinaire avant chaque repas.

Les semences de fenouil augmentent la quantité de lait des nourrices et le rendent meilleur : 30 grammes pour un litre d'eau en infusion ; un verre ordinaire avant chaque repas.

FOUGÈRE

(Des Fougères, L.) PHTERIS AQUILINA, ou POLYPODIUM FÉLIX-MAS.

Fouchère, faillière, fayère, ptéris, porte aigle, etc.

Avec les feuilles sèches on fabrique d'excellents matelas pour les enfants faibles, rachitiques, noués, qui font pipi au lit, etc.

Les racines de fougère mâle réduites en poudre s'emploient en décoction de 15 à 25 grammes par demi-litre d'eau contre les vers ordinaires et le ver solitaire ou tœnia.

FRAISIER

(Des Rosacées, L.) FRAGARIA VESCA.

Les fraises sont un peu indigestes ; mais elles forment un aliment nourrissant, très utile aux catarrheux, goutteux, et aux personnes atteintes de gravelle et de rhumatismes.

Pour les rendre plus faciles à digérer, il suffit de les saupoudrer avec un peu de sucre et les arroser avec un peu de vin.

Ses racines sont apéritives et dépuratives.

FRÊNE

(Oléacées, T.) Fraxinus excelsior.

Bel arbre fort élevé que l'on rencontre partout. Son écorce est astringente.

Ses feuilles sont légèrement purgatives. Nous conseillons vivement aux personnes atteintes de la goutte ou de rhumatismes, d'en boire une tasse après chaque repas avec quelques feuilles de menthe : 30 grammes (par litre d'eau) de feuilles de frêne, trois ou quatre feuilles de menthe, en infusion.

FUMETERRE

(Fumariacées, L.) Fumaria officinalis.

Herbe à la jaunisse, fine terre, pisse sang, fiel de terre.

Son infusion (50 grammes par litre d'eau) est dépurative, elle guérit à la longue, les dartres, les croûtes de lait chez les enfants, la jaunisse et l'engorgement du foie.

On cite plusieurs centenaires qui disaient avoir pris, comme seul remède durant leur longue existence, un grand verre d'infusion de fumeterre avant le repas du soir. Pour enlever l'amertume, ajouter un morceau de sucre.

GENÉVRIER

(Juniperacées, L.) Juniperus communis.

On en fait une boisson agréable, en faisant fermenter les baies dans de l'eau, et par distillation on en fait une liqueur alcoolique très estimée dans Nord, sous le nom de genièvre. Il ne faut pas en abuser.

Quand le système nerveux, les viscères et l'estomac sont dans une grande lassitude, on emploie les baies de genévrier comme un stimulant : une poignée pour un litre d'eau en infusion ; un verre ordinaire trois fois par jour à jeun.

Pour laver les vieux ulcères et en obtenir la cicatrisation, les laver avec la décoction de bois de genévriers ; 50 grammes pour un litre d'eau.

GENTIANE JAUNE

(Gentianées, L.) GENTIANA LUTEA.

Grande gentiane, gentis, ganzana, quinquina du pauvre.

La racine de gentiane est tonique, stomachique, fébrifuge et vermifuge. Il faut pour cela en faire un vin dont on boit un petit verre avant chaque repas :

Racines de gentiane sèches. . . . . 30 grammes
Eau-de-vie . . . . 60 —

Laisser macérer 24 heures, ajouter un litre de vin blanc et laisser macérer 6 jours. Passer à travers un linge très fin.

Ce vin, donne d'heureux résultats pour relever les forces de l'estomac après les fièvres, la goutte et la scrofule.

GRENADIER

(Punicacées, L.) PUNICA GRANATUM.

Voir *Ver solitaire.*

GROSEILLER NOIR

(Grosullariées, L.) RIBES NIGRUM.

Les feuilles de groseiller noir ou cassis mélangées à la même quantité de réglisse (30 grammes de chaque pour un litre d'eau en décoction), donnent une boisson très rafraîchissante et qui pousse aux urines. Nous la conseillons volontiers dans l'hydropisie, la gravelle, les rétentions d'urine, la goutte, le rhumatisme et les inflammations de l'estomac et des intestins.

GUIMAUVE

(Malvacées, L.) ALTHŒA OFFICINALIS.

Les fleurs, les feuilles et les racines sont adoucissantes et émollientes : infusion de 30 grammes par litre d'eau pour les feuilles et les fleurs ; décoction à la même dose pour les racines.

En lavements tièdes, elle débarrasse les intestins.

Aux mères de famille, nous conseillons de donner à sucer à leurs enfants une racine de guimauve, elle calme l'irritation des gencives et facilite la sortie des dents. Elles sont de beaucoup préférables aux jouets en verre et en ivoire.

HÊTRE

(Cupulifères.) Fagus sylvatica.

Fau, fayau, fayard, fouteau.

Bel arbre dont les fruits, appelés faînes, donnent une huile très fine.

Son écorce est un excellent fébrifuge, surtout pour les fièvres intermittentes et des marais : 30 grammes d'écorce sèche en décoction pour un litre d'eau.

HIÈBLE SUREAU

(Caprifoliacées, L.) Sambucus abulus.

Petit sureau, sureau en herbe, sëu, sambu.

Ses fleurs sont sudorifiques : décoction 50 grammes par litre d'eau. L'écorce de ses racines et la deuxième écorce sont purgatives : même dose en décoction.

HOUBLON

(Urticées, L.) Humulus lupulus.

Les propriétés principales du houblon résident dans la poussière jaune appelée lupulin, qui se trouve au milieu des écailles des fleurs femelles formant un cône. Il faut donc ne jamais secouer cette poussière.

Le houblon entre dans la fabrication de la bière. Les fraudeurs le remplacent par la gentiane, la centaurée, l'absinthe, le buis, etc.

La décoction de houblon (40 grammes de cônes pour un litre d'eau) régénère le sang appauvri, tout en le dépurant, et rend la santé.

Trois petits verres par jour, à jeun, pour les enfants

lymphatiques, mous, au visage bouffi, prédisposés au scrofulisme (glande dans le cou menaçant de s'ouvrir), rachitiques, noués, vermineux, scorbutiques, etc.

Trois verres ordinaires par jour, à jeun, pour les grandes personnes dans la convalescence, pour les mauvais estomacs, les digestions lentes et pénibles.

Un verre avant de se mettre au lit procure un sommeil tranquille. (Voir aussi *Sommeil.*)

HYSOPE OFFICINALE

(Labiées, L.) HYSOPUS OFFICINALIS.

Elle est excitante, amère et tonique. Infusion de 20 grammes par litre d'eau. Très utile dans les affections pulmonaires, les catarrhes chroniques et l'asthme humide, car elle facilite l'expulsion des crachats et les modifie.

Elle est aussi employée dans la gravelle, les fièvres éruptives, les coliques venteuses, les gastralgies, les flueurs blanches, etc.

LAITUE CULTIVÉE

(Composées, L.) LECTUVA SATIVA.

Laitue romaine, laitue pommée.

En salade ou avec la viande, la laitue est un aliment qui convient aux personnes constipées, sa décoction (60 grammes par litre d'eau, 3 verres par jour à jeun) est rafraîchissante, émolliente, narcotique et calme les ardeurs des passions voluptueuses.

Pour passer une nuit calme et bien reposer, boire avant de se coucher une tasse de tisane faite avec une forte pincée de feuilles de laitue et deux verres d'eau que l'on fait bouillir cinq minutes, boire tiède. Très conseillé aux personnes nerveuses. Ne pas en abuser.

LAVANDE SPIC

(Labiées, L.) LAVANDULA SPICA.

Aspic, spic, lavande mâle, etc.

La lavande est extrêmement aromatique. On en retire

l'huile d'aspic qui est très employée en parfumerie et en médecine et est appelée aussi Essence de Lavande quand elle est de première qualité.

Pour détruire tout genre de vermine sur le corps : prenez moitié huile d'aspic et moitié alcool; il suffit de frictionner deux fois la partie atteinte pour que tout disparaisse, ne pas en mettre sur les plaies et les écorchures.

Son infusion (10 grammes de fleurs par litre d'eau) est très utile dans les maux de tête, la migraine, les indigestions, et ramène les règles quand la suppression en est due à un affaiblissement général. Dans ce cas, boire l'infusion pendant 3 ou 4 jours de suite au moment où les règles devraient apparaître.

LICHEN D'ISLANDE

(Lichens, L.) Lichen Islandicus ou Cetraria Islandica.

Sa décoction (30 grammes par litre d'eau) est très réputée dans les maladies des bronches; elle calme la toux, les diarrhées chroniques et celles des enfants en sevrage.

Ordinairement on le prépare avec du lait et on le sucre au miel. On peut en boire à volonté; mais il est préférable d'en prendre un bol, bien chaud, en se couchant et au saut du lit.

LIERRE GRIMPANT

(Hérédiacées, L.) Hedera helix.

Lierre à cautère, herbe à dents, herbe à corps, etc.

Les fruits du lierre grimpant sont purgatifs ; nous conseillons de ne jamais en prendre, car ils sont souvent dangereux.

Ses feuilles ont beaucoup de propriétés.

(Voir *Maux de dents, Corps aux pieds.*)

On les applique bien propres sur les plaies, les brûlures et les érysipèles ; elles préviennent ainsi les éruptions douloureuses et maintiennent une fraîcheur agréable sur la partie de la peau qui est entamée.

LIERRE TERRESTRE

(Labiées, L.) GLECHOMA HEDERACEA.

Rondelette, courroie de Saint-Jean, herbe Saint-Jean, lierrel, etc.

Son infusion (15 à 20 grammes par litre d'eau) est un excellent médicament contre les vieux rhumes et les catarrhes chroniques.

Dans la phtisie, elle modifie les crachats et relève les forces du malade.

LIN

(Linées, L.) LINUM USITATISSIMUM.

On donne la tisane de graines de lin dans toutes les inflammations de l'estomac et des intestins, 12 à 15 grammes dans un litre d'eau, laisser bouillir à peine deux minutes. (Voyez aussi *Constipation* et *Graines de Longue Vie*.)

C'est avec la farine de lin que l'on fabrique l'un des meilleurs cataplasmes émollients que l'on applique sur les parties enflammées et sur le ventre pour en calmer les douleurs. Il faut que la farine soit bien fraîche, elle devient dangereuse si elle est sèche comme de la sciure de bois.

LIS BLANC

(Liliacées, L.) LILIUM CANDIDUM.

Il faut éviter de placer des fleurs de lis dans les chambres à coucher, et même de laisser ouvertes les fenêtres des chambres donnant sur les jardins où il y a beaucoup de lis, car il en résulte des maux de tête très violents, des vertiges et même des syncopes.

Pour les plaies : appliquer des fleurs de lis que l'on a fait tremper dans l'eau-de-vie pendant au moins six heures. Employées de même, elles guérissent les écorchures et les contusions.

L'oignon du lis cuit sous la cendre et appliqué sur un cor ou toute autre callosité, les fait mûrir promptement en ayant soin de le renouveler toutes les heures. Il est aussi recommandé pour les abcès, panaris, tourniole, furoncle, etc.

LISERON DES HAIES

(Convolvulacées, L.) CONVOLVULUS SEPIUM.

Grand liseron, lisette, scorie, couronne à la vierge, fleur d'entonnoir, chemise de Notre-Dame, etc.

Toutes les parties de cette plante sont laxatives et fournissent un excellent purgatif très léger. La manière la plus simple d'administrer ce médicament est de faire bouillir 8 à 10 grammes de feuilles ou racines de liseron 3 à 4 minutes dans un demi-litre d'eau; laisser refroidir, passer et boire un verre ordinaire à jeun.

LISERON DES CHAMPS

(Convolvulacées, L.) CONVOLVULUS ARVENSIS.

Clochette des champs, petit liseret, couronne, liset, robe de la vierge, etc.

A les mêmes propriétés que le liseron des haies.

MARRUBE

(Labiées, L.) MARUBIUM VULGARE.

Mont blanc, bon blanc, marrochemin, herbe vierge, bonhomme, marrube blanc, etc.

Cette plante a beaucoup de ressemblance avec la grande ortie.

Pour un litre d'eau, 30 grammes de feuilles et fleurs, laisser infuser 10 minutes.

Cette tisane, prise à jeun à raison de 3 à 4 verres par jour, fortifie l'estomac, excite la sécrétion des urines, active la transpiration, facilite l'expectoration des crachats, provoque l'écoulement menstruel et excite le système nerveux. On emploie cette même tisane avec succès dans les maladies du cœur et du foie.

Néanmoins, il faut en faire un usage modéré, car elle fait maigrir sensiblement.

MAUVE

(Malvacées, L.) Malva ou Malva sylvestris.

Grande mauve, mauve sauvage, herbe à fromage, fromageon, etc.

La grande mauve (malva sylvestris) et la petite mauve à feuilles rondes (malva rotondifolia) ont absolument les mêmes propriétés; elles sont très émollientes et très adoucissantes, et trouvent ainsi leur emploi partout où il y a de l'inflammation.

Les fleurs sont très utiles dans toutes les maladies des voies respiratoires : asthmes, rhumes, toux, etc. Infusion de 15 grammes pour un litre d'eau.

Les feuilles s'emploient en cataplasmes comme émollient, on en fait aussi des lavements et des fomentations.

Pour calmer les maladies de peau et les inflammations de tout genre, on se sert, comme lavage ou application, de la tisane de feuilles et de racines de mauve. Décoction de 30 grammes de feuilles ou de racines par litre d'eau.

Les racines doivent être fraîches, car en séchant elles perdent leurs propriétés.

Pour les vomissements de sang (hématémèse), prendre trois fois par jour, à jeun, un grand verre d'infusion de fleurs de mauve (15 grammes pour un demi-litre d'eau, laisser infuser cinq minutes et boire à jeun). Ne prendre cette infusion que pendant quatre jours, car son usage prolongé affaiblit l'estomac.

MELILOT

(Légumineuses, T.) Trifolium melilotus.

Trèfle de cheval, mirlirot, couronne royale, lotier, etc.

Cette plante était employée jadis dans une infinité de maladies. Il est aujourd'hui bien prouvé qu'elle ne rend des services que dans deux cas.

1° Pour l'inflammation des yeux : 30 grammes de feuilles et fleurs pour un litre d'eau bouillante, laisser infuser dix minutes, passer et laver les yeux comme il est indiqué à l'article *Yeux*. Ajouter un peu de miel.

2° Pour donner au lapin domestique le goût et le parfum du lapin de garenne, introduire dans le corps du lapin domestique, sitôt tué et vidé, une forte pincée de feuilles et fleurs de mélilot; bien envelopper avec un linge et laisser reposer deux heures.

MELISSE

(Labiées, L.) Mélissa officinalis.

Citronelle, citronade, herbe au citron, citronne, cèline, piment des abeilles, ponchirade, etc.

Les feuilles et les sommités fleuries de cette plante se préparent en infusion, 25 grammes pour un litre d'eau.

On l'emploie avec succès dans la migraine, les langueurs et les débilités de l'estomac, les spasmes, les convulsions, les maux de tête, les mauvaises digestions, les vents, les palpitations, etc.

Préparée de la manière suivante, elle est encore plus active et d'un goût très agréable :

Formule de l'Eau de Mélisse (dite des Carmes)

Prendre une grande cruche en grès à large ouverture et y introduire :

Esprit de vin à 33°.	3 litres
Feuilles et fleurs de mélisse. . . .	500 grammes
Racine sèche d'angélique.	16 —
Zestes de citron	125 —

Bien boucher la cruche et laisser macérer neuf jours en l'agitant chaque jour.

Passer ensuite à travers un tissu fin et serré en exprimant, puis remettre le liquide dans la cruche et ajouter :

Coriandre.	200 grammes
Noix muscade concassée.	40 —
Canelle fine concassée.	4 —
Clous de girofle.	2 —

Reboucher et laisser macérer huit jours en agitant la cruche chaque jour, passer avec expression et ajouter :

Eau de fontaine	1/3 de litre

Laisser reposer vingt-quatre heures, filtrer, mettre en bouteilles et bien boucher.

Cette eau de mélisse s'emploie en petits verres pour l'usage interne dans tous les cas cités plus haut, mais on l'emploie aussi pour l'extérieur comme vulnéraire pour les coupures, les plaies, les contusions, etc.

MENTHE POIVRÉE

(Labiées, L.) MENTA PIPERITA.

Menthe anglaise, menthe sauvage, menthe pouliot, menthe à feuilles rondes, menthe crépue, menthe verte, menthe romaine, etc.

Cultivée ou à l'état sauvage, la menthe jouit des mêmes propriétés, quoique sa forme et ses noms varient.

Prise en infusion (10 grammes par litre d'eau, fleurs et feuilles), la menthe est souveraine contre les mauvaises digestions, le catarrhe des muqueuses, dont elle favorise l'expectoration et empêche la formation des matières à expectorer.

On l'administre avec succès contre les palpitations, les tremblements et les vomissements nerveux. Elle est aussi vermifuge.

Elle excite trop vivement aux plaisirs sensuels.

Nous la conseillons dans les règles douloureuses et difficiles qui s'accompagnent de frissons, de bâillements, de spasmes et surtout de coliques déchirantes de la matrice, car elle détermine une répartition plus égale de la chaleur, procure une douce moiteur et fait couler les règles d'une manière continue et paisible.

MILLE-FEUILLE

(Composées, L.) ACHILEA MILLEFOLIUM.

Herbe aux charpentiers, herbe aux coupures, sourcils de Vénus, herbe à mille feuilles, herbe aux militaires, achillée, herbe andowoire, herbe aux voituriers, herbe aux cochers, saigne-nez, herbe de Saint-Jean, etc.

La plupart de ces noms lui ont été donnés à cause des propriétés qu'on lui prêtait autrefois; mais il est absolument certain aujourd'hui que la mille-feuille, écrasée et appliquée sur une plaie, etc., ne fait qu'en retarder la cicatrisation.

Les seules propriétés utiles de cette plante c'est d'être tonique, stimulante, antispasmodique et emménagogue.

Lorsque les règles sont supprimées pour une cause passagère, soit un froid, une grande frayeur, etc.; lorsqu'après l'accouchement, les lochies se suppriment tout à coup, la mille-feuille administrée en infusion ou sous forme de suc exprimé, peut les rappeler facilement.

Elle calme les hémorroïdes et les maladies nerveuses.

Infusion, 30 grammes de toute la plante par litre d'eau.

MILLE-PERTUIS

(Hypéricinées, L.) Hypericum perforatum.

Herbe de la Saint-Jean, chasse diable, herbe aux mille pertuis, herbe aux mille trous, trucheron jaune, barbe de Saint-Jean, meipertrix, verge d'or, trescalar perforé, etc.

C'est l'une des plantes les plus utiles.

Usage interne : (les fleurs et les feuilles, en infusion, 30 grammes par litre d'eau bouillante.) Un grand verre de mille-pertuis, quelques minutes avant le repas, débarrasse l'estomac de toutes les impuretés, donne appétit, facilite la digestion, supprime les vomissements, les aigreurs, les renvois, etc. Cette infusion est très utile dans les catarrhes chroniques, les rhumes et les affections pulmonaires; très utile aussi dans les catarrhes de la vessie.

Usage externe : Faire macérer dans l'alcool les fleurs de mille-pertuis et les appliquer sur les plaies, écorchures, coupures, contusions, etc., elles calment la douleur et facilitent la guérison.

MOUTARDES

(Crucifères, L.) Sinapis nigra ou sinapis alba.

Sénevé des champs, moutarde des champs, moutarde.

La moutarde noire et la moutarde blanche ont les mêmes propriétés et rendent d'immenses services.

Leurs graines, réduites en farine (farine de moutarde), servent pour faire des bains de pieds, des sinapismes, etc. Se servir pour cela d'eau tiède et jamais d'eau chaude ou de vinaigre. Un sinapisme ou emplâtre de farine de moutarde ne doit rester en place que 35 à 40 minutes.

La fameuse moutarde de Dijon n'est simplement que de la farine de moutarde blanche broyée dans du verjus et aromatisée selon le goût; c'est un condiment excellent, elle facilite la digestion tout en excitant l'appétit, mais il faut en user très modérément, car l'abus occasionne de l'échauffement dans l'estomac et les intestins.

Une cuillerée à bouche de farine de moutarde, dans un verre d'eau fraîche ou mieux tiède, pris par gorgées, constitue un vomitif prompt et sûr.

Une pincée de farine de moutarde, chaque matin, dans les chaussettes, empêche le froid aux pieds.

NAVET, RAVE

(Crucifères, L.) Brassica napus.

Navet tendre, turneps, navette rabiole, etc.

C'est un excellent rafraîchissant et émollient.

On en fait un excellent potage en le faisant cuire dans du lait et en y ajoutant un peu de beurre frais. Ce potage est le meilleur que l'on puisse donner aux personnes atteintes d'inflammation de poitrine et d'intestins.

NOYER

(Juglandées, L.) Juglans ou Juglans regia.

Gland divin, gognier, gauquier, arbre du sommeil, etc.

Toutes les parties du noyer sont utiles à l'homme.

Pour guérir les scrofules : 30 grammes de feuilles de noyer en infusion dans un litre d'eau, en boire trois verres par jour à jeun.

Pour les fleurs blanches : 50 grammes de feuilles en décoction dans un litre d'eau, en injections soir et matin.

Liqueur : Le brou ou écorce verte de la noix fraîche, mise dans l'eau-de-vie, constitue une liqueur stomachique assez estimée.

Bain : Une forte décoction de feuilles de noyer dans un bain ordinaire est un précieux remède pour les personnes scrofuleuses ou atteintes de maladies nerveuses.

OIGNON OU OGNON

(Liliacées, L.) Allium cepa.

L'oignon cru ne convient pas aux tempéraments bilieux, aux sujets délicats et très irritables, ni aux personnes atteintes de maladies de la peau. Il en est de même de l'ail.

L'oignon cuit constitue une nourriture aussi agréable que salutaire dans l'hydropisie, les rétentions d'urine, les maladies des voies respiratoires.

Cuit sous la cendre et appliqué sur les panaris, furoncles, abcès froids, il en active la suppuration ; le renouveler deux fois par jour.

ORANGER

(Hespéridées, L.) Citrus aurantium.

C'est avec les fleurs d'oranger que l'on fabrique l'*eau de fleur d'oranger* qui, prise avec de l'eau sucrée, calme les agitations nerveuses, les spasmes, la toux nerveuse sans crachats, les attaques de nerfs, les migraines, les palpitations, etc. Elle facilite la digestion, augmente l'appétit et diminue les gonflements du ventre.

Les feuilles d'oranger, prises en infusion (20 grammes pour un litre d'eau), ont les mêmes propriétés que les fleurs.

L'écorce des oranges sert à fabriquer des liqueurs amères, excitantes et fortifiantes.

Boisson pour les malades : Avec le suc très abondant que renferment les oranges, un peu d'eau et du sucre, on fait une limonade, appelée orangeade, qui est très utile pour calmer la soif dans toutes les maladies inflammatoires. Elle est de beaucoup préférable à la limonade ordinaire.

Après le repas, une orange en guise de dessert rafraîchit l'estomac et facilite la digestion.

ORGE

(Graminées, L.) Hordeum vulgare.

Grosse orge, escourgeon, épeautre, soucrion, etc.

Comme aliment : L'orge fait la base de la nourriture du pauvre dans beaucoup de pays. Le pain préparé avec sa farine est plus lourd, plus grossier que le pain de froment, il est aussi moins nourrissant. Dans le Nord, on s'en sert pour la fabrication de la bière.

Comme médicament : L'orge préparé en décoction fournit une tisane rafraîchissante et un peu nourrissante si on la fait bouillir longtemps.

Dans les inflammations de la gorge, se gargariser avec la tisane d'orge et un peu de miel.

ORTIE DIOIQUE

(Urticées, L.) Urtica dioica.

Grande ortie, ortie commune, ortie vivace, ortie piquante, etc.

En médecine, l'ortie dioïque s'emploie :

1° A l'extérieur : Pour pratiquer l'urtication, opération qui consiste à frapper tout le corps ou une partie quelconque du corps d'un malade avec une poignée d'ortie, pour amener une éruption de boutons et activer la circulation du sang. Par exemple, dans les fièvres éruptives, le choléra, certains rhumatismes, la paralysie, l'apoplexie, etc.

2° A l'intérieur : Sous forme de suc, de tisane ou de sirop, l'ortie est un astringent excellent. On l'ordonne dans les crachements de sang (hémoptisie), les vomissements de sang (hématémèse), les saignements de nez et les pertes utérines.

Le suc s'extrait en pressant fortement toute la plante. En prendre 100 grammes par jour, en trois fois.

Le sirop se prépare en faisant cuire 250 grammes de suc avec 250 grammes de sucre jusqu'à consistance de sirop.

La tisane se fait avec 50 grammes de la plante et un litre d'eau. Laisser bouillir cinq minutes. Boire à volonté.

Dans les maladies de peau, le suc d'ortie est conseillé et donne souvent de bons résultats.

ORTIE BLANCHE

(Labiées, L.) Lamium album.

Ortie morte, lamier blanc, lamion, etc.

Elle se distingue des autres orties en ce qu'elle ne pique pas quand on la touche; ses feuilles sont plus pâles et ses fleurs blanches.

L'ortie blanche est employée avec succès pour combattre les fleurs blanches (flueurs blanches) et les diarrhées.

On emploie ordinairement les fleurs seules. Néanmoins on peut se servir des sommités fleuries à raison de 20 à 30 grammes pour un litre d'eau, en infusion.

L'ortie blanche doit être récoltée au moment de la floraison.

Dans plusieurs régions, avec l'ortie blanche, un morceau de beurre et quelques pommes de terre on fait une soupe délicieuse pour les estomacs faibles et délicats.

OSEILLE

(Polygonées, L.) Rumex acetosa.

Vinette, aigrette, surelle, patience acide, surelle, parelle, patience des moines.

La racine d'oseille est dépurative.

Ses feuilles sont rafraîchissantes et facilitent la digestion. En bouillon, elles aident les purgatifs.

Pendant les épidémies du croup, l'oseille mâchée par les enfants peut les préserver du terrible mal.

L'usage de l'oseille est défendu dans les maladies de poitrine, d'asthme, d'estomac faible et irrité, de gastralgie, etc. L'abus de l'oseille produit la gravelle et la pierre.

PARIÉTAIRE OFFICINALE

(Urticées, L.) PARIETARIA OFFICINALIS.

Casse-pierre, herbe aux nones, épinard des murailles, perce-muraille, herbe Sainte-Anne, panatage, herbe de Notre-Dame, tanque-mur, paritoire, amouroche, paritaire, espargoul, herbe au verre, vitriole, etc.

Son infusion (30 grammes de plantes et feuilles sèches pour un litre d'eau) rend de grands services dans toutes les maladies des voies urinaires. Boire à jeun.

PAVOT SOMNIFÈRE

(Papavéracées, L.) PAPAVER SOMNIFERUM.

C'est des graines du pavot cultivé que l'on retire l'huile d'œillette.

De sa tige, on retire l'opium qui, pris par petite dose, est un calmant, et à dose élevée devient un poison très violent.

Une tête de pavot, bouillie deux minutes dans un demi-litre d'eau, donne une tisane dont un demi-verre calme les nerfs et ramène le sommeil; mais il faut en user rarement.

PENSÉE SAUVAGE

(Violariées, T.) VIOLA TRICOLOR.

Petite jacée, fleur de la Trinité, herbe à la clavelée, violette des champs.

La pensée sauvage est un dépuratif très recommandable, surtout dans les maladies de la peau, dartres, eczémas, boutons, etc., et particulièrement pour les croûtes de lait des enfants.

Pour les grandes personnes, 60 grammes par litre d'eau en infusion. On emploie toute la plante. Quatre verres par jour.

Pour les enfants, 2 grammes par demi-litre d'eau ou de lait. Quatre fois par jour un demi-verre.

On reconnaît que la plante produit son effet sur la maladie lorsque l'urine prend une odeur fétide qui rappelle celle de l'urine du chat.

Dans dix à quinze jours la guérison est complète.

PERSIL

(Ombellifères, Offic.) Petroselinum sativum.

Ache, persil, persin, persil cultivé.

(Voir le moyen de ne pas confondre le persil avec la ciguë qui est un poison, article *Ciguë*.)

Le persil sert pour l'assaisonnement de la plupart de nos aliments, dont il relève le goût et facilite la digestion.

Pour les contusions : Un excellent remède : bassinez (lavez doucement) trois fois par jour avec de l'eau-de-vie camphrée la partie contusionnée et mettez ensuite un cataplasme de persil cuit dans du vin. Le cataplasme doit être chauffé dans le même vin où il a cuit.

En quelques jours on est guéri.

Maux de dents : Le persil broyé dans le creux de la main avec un peu de sel, puis introduit dans l'oreille du côté malade, apaise les douleurs de dents.

PIN & SAPIN

(Conifères, D. C.) Abies.

Pin sylvestre, pinéastre, pin sauvage, pin de Bordeaux, sapin du Canada.

Tous les arbres connus sous le nom de pins et de sapins fournissent à la médecine plusieurs médicaments précieux, qui sont les *bourgeons de sapin*, la *térébenthine*, l'*essence de térébenthine*, la *poix de Bourgogne* et enfin le *goudron*.

Les bourgeons de sapin sont très employés dans toutes les maladies des voies respiratoires. Infusion de 15 grammes par litre d'eau. Toux, rhumes, asthme, catarrhes, bronchites, etc.

PISSENLIT DENT DE LION

(Composées, Jus.) TARAXACUM DENS LEONIS.

Florion d'or, dent de lion, salade de taupe, couronne de moine, etc.

La décoction de ses feuilles et racines (60 grammes pour un litre d'eau), est apéritive, diurétique et dépurative.

On fait avec ses feuilles, d'excellentes salades très rafraîchissantes et bonnes pour la santé.

PLANTAINS

(Plantaginées, L.) PLANTAGO.

Herbe aux puces, plantain commun, grand plantain, plantain aquatique, fluteau pantagive, fluteau trigone, pain de crapauds, pain de grenouilles, plantain des oiseaux, herbe aux canaris, herbe des cinq ou sept côtes, patte d'oie, queue de rat, etc.

Il y a plusieurs espèces de plantain, les principales sont le plantain grand ou commun (Plantago major), le plantain moyen (Plantago media), le petit plantain (Plantago lancœolata).

Tous les trois possèdent des propriétés analogues. En décoction (50 grammes pour un litre d'eau), ils sont très utiles dans la diarrhée et la dysenterie.

Le suc de plantain, administré à la dose de 50 grammes trois fois par jour, est un excellent remède contre les crachements de sang et flueurs blanches.

Ses feuilles, bien lavées et appliquées sur les plaies, les coupures, etc., en facilitent la guérison.

(Pour les maux d'yeux, voir *Yeux*.)

POIREAU

(Liliacées, L.) ALLIUM PORRUM.

C'est un aliment très rafraîchissant, digestif, sain, mais peu nourrissant.

Il est essentiellement diurétique. (Voir *Rétentions d'urine, Maladies de vessie*, etc.)

ONGUENT POUR LES PANARIS, TUMEURS, ABCÈS, ETC. : On prend le blanc d'un gros poireau qu'on enveloppe d'un papier mouillé, et qu'on fait cuire sous les cendres pendant vingt minutes; puis il est écrasé et mélangé avec un petit morceau de graisse de porc. On applique ce mélange en guise de cataplasme sur le mal et on le renouvelle toutes les six heures jusqu'à suppuration complète.

POIRÉE OU BETTE COMMUNE

(Chénopodiées, T.) BETA VULGARIS.

Elle est très rafraîchissante et émolliente.
(Voir *Pharmacie du Jardinier*.)

POMME DE TERRE

(Solanées, C.) SOLANUM TUBEROSUM.

Parmentière, morelle tubéreuse, patate, etc.

La pomme de terre occupe un des premiers rangs parmi les substances alimentaires. Elle est d'une digestion facile et d'un emploi très salubre.

En médecine, elle n'est guère employée que sous forme de fécule, farine que l'on retire de son suc, pour faire des soupes légères et digestives et des cataplasmes, ou pour saupoudrer les excoriations des enfants et des personnes trop grasses.

Pour le scorbut, quelques rondelles de pommes de terre mangées crues préviennent très bien cette grave maladie ou en font disparaître les premiers symptômes.

La pomme de terre râpée et appliquée comme cataplasme sur les brûlures légères, en calme rapidement la douleur.

POMMIER

(Rosacées, L.) PYRUS MALUS.

Les pommes, ainsi que le suc qu'on en exprime (le cidre), jouissent à un haut degré des propriétés nourrissantes.

tempérantes, rafraîchissantes, émollientes et légèrement laxatives.

Quand un malade est atteint d'inflammation, surtout du poumon ou des intestins, on lui fait boire de la tisane de pommes rainettes; on les coupe, pour cela, par quartiers et on en fait bouillir deux ou trois dans un litre d'eau avec un peu de réglisse pendant dix minutes.

Le cidre que l'on retire de la pomme peut remplacer le vin dans beaucoup de préparations, par exemple pour le vin d'absinthe, pour le vin de gentiane, etc. (voir ces mots).

Le cidre constitue une boisson très agréable et fort salutaire, ainsi qu'on peut s'en assurer par la beauté, la force et la vigueur des Normands, des Bretons et des habitants de la Biscaye (Espagne), qui en font leur boisson ordinaire.

L'écorce du pommier en décoction (80 grammes pour un litre d'eau) peut remplacer, dans les fièvres, le sulfate de quinine.

On a remarqué que le cidre naturel préserve des maladies calculeuses (pierre, gravelle, etc.).

Les propriétés de la pomme

La pomme est excellente pour le cerveau, parce qu'elle contient plus d'acide phosphorique sous une forme aisément digérée que les autres fruits. Elle excite l'action du foie, procure un bon sommeil profond, et désinfecte complètement la bouche. De plus, la pomme prévient l'indigestion et a des propriétés reconnues contre les maladies de la gorge.

Il est excellent de manger des pommes au moment de se mettre au lit. Elles ne causeront aucun mal, même aux personnes les plus délicates, à condition, bien entendu, qu'elles soient mûres et juteuses.

RAIFORT SAUVAGE

(Crucifères, L.) Raphanus rusticanus.

Moutarde de capucin, grand raifort, ravenelle, raveluque, cranson de Bretagne, cran des Anglais, etc.

Le raifort sauvage est très utile en médecine. On emploie seulement ses racines fraîches en infusion (30 grammes pour un litre d'eau). Il est stimulant et antiscorbutique. Il est aussi très utile dans les scrofules, les catarrhes chroniques et l'asthme humide. C'est l'un des meilleurs diurétiques.

En toute circonstance, la poudre de la racine du raifort peut remplacer avantageusement la moutarde.

RAIFORT CULTIVÉ OU RAIFORT NOIR

(Crucifères, L.) Raphanus niger.

Radis noir, gros radis, rémolas, raifort des Parisiens, radis rose, rave, etc.

On emploie seulement la racine. C'est le plus puissant de tous les antiscorbutiques.

Pris avant le repas, il donne de l'appétit et facilite la digestion.

RÉGLISSE

(Papilionacées, L.) Glycyrrhiza glabra.

Bois doux, racine douce, bois sucré, racine bonne, etc.

La réglisse a des propriétés pectorales et adoucissantes; elle est aussi diurétique et calmante.

Prise avec du chiendent, elle est rafraîchissante et pousse aux urines.

La tisane des hôpitaux (dite bonne à tout) se fait avec de l'orge, du chiendent et de la réglisse.

REINE DES PRÉS

(Rosacées, L.) Spiræa ulmaria.

Spirée ulmaire, barbe de chèvre, ormière, grande ormière, herbe aux abeilles, pied de bouc, vignette, grande potentille, etc.

Elle est astringente, tonique et surtout diurétique. Prise en décoction (30 grammes pour un litre d'eau), elle pousse aux urines et guérit l'hydropisie.

On emploie pour cela toute la plante (racines, feuilles, fleurs). En boire trois verres par jour entre les repas.

RHUBARBE

(Polygonées, Don.) RHEUM PALMATICUM.

La racine de rhubarbe est purgative, fortifiante, vermifuge, etc.

COMME PURGATIF : 2 à 3 grammes de poudre de racine de rhubarbe avec un peu de miel. Ce purgatif est très léger, ne cause pas de coliques et ne fatigue ni l'estomac ni les intestins. Très utile dans les maladies de foie.

COMME FORTIFIANT : 25 centigrammes de poudre de racine de rhubarbe dans la première cuillerée de soupe aux deux repas principaux. Elle excite l'appétit et facilite la digestion.

COMME VERMIFUGE : l'employer comme dans le premier cas.

ROMARIN OFFICINAL

(Labiées, L.) ROSMARINUS OFFICINALIS.

Romarin commun, encensier, herbe aux couronnes, rose marine, romarin des troubadours, etc.

Il est très excitant comme la menthe, la mélisse et la sauge.

On l'emploie dans l'asthme, les catarrhes chroniques, les vomissements nerveux ; infusion 15 gr. par litre d'eau.

Pour les entorses et les gonflements de jointures, faire cuire les feuilles de romarin dans du vin et puis appliquer le tout en guise d'emplâtre sur le mal ; renouveler toutes les trois heures.

ROSIERS

(Rosacées, L.) ROSA, ROSA GALLICA.

Les boutons de rose sont astringents : 15 grammes par litre d'eau en infusion, par les écoulements, les flueurs blanches, les diarrhées chroniques, dans les pertes peu abondantes, mais qui durent depuis longtemps.

Elles sont aussi fortifiantes.

(Pour les *Maux d'Yeux*, voir ce mot.)

RUE FÉTIDE

(Rutacées, L.) RUTA GRAVEOLENS.

Rue domestique, herbe de grâce, ruda, ronda, péganion, rue des jardins, etc.

La rue étant un poison, nous conseillons vivement à nos lecteurs de ne l'employer que dans les trois cas suivants :

1° En lavement comme purgatif, infusion 40 grammes par litre d'eau.

2° Pour détruire les poux et autres vermines ; infusion 40 grammes par litre d'eau.

3° Les feuilles semées dans les greniers chassent les rats.

C'est à faux que l'on prétend faire avorter avec la rue, elle tue la mère avant de tuer l'enfant.

SABINE

(Jupinéracées, L.) JUNIPÉRUS SABINA.

Genévrier sabine, savinier, mélèze sabine, etc.

C'est un poison dangereux. Par erreur, dans certaines régions, on prétend que cette plante est abortive ; nous prévenons nos aimables lectrices qu'elle tue l'enfant et la mère.

La décoction de sabine est très bonne, employée en lotion contre la gale, les ulcères putrides, fougueux, gangreneux et les affections vermineuses.

SALSEPAREILLE

(Smilacées L.) SALSAPARILLA ou SMILAX SPERA.

La racine seule est employée. Elle nous vient du Brésil et du Mexique ; néanmoins, celle que l'on trouve dans le Midi est également bonne quoique moins forte.

On doit la préparer en décoction et faire bouillir jusqu'à réduction de moitié (70 grammes par litre d'eau). C'est un dépuratif très recommandé pour tous les vices du sang et surtout dans la syphilis. (Voir *Vices du sang*.)

SAPIN

Voir *Pin et Sapin.*

SAPONAIRE OFFICINALE

(Carriophyllées, L.) Saponaria officinalis.

Savonnière, herbe à foulon, herbe au savon, savon de fossé, saponnière, savonnaire, etc.

En décoction très forte (100 grammes de toute la plante pour un litre d'eau) elle sert pour détacher les vêtements et presser les étoffes, c'est pour cela qu'elle est appelée herbe à foulon.

Cette même décoction est dépurative; elle fortifie, relève l'appétit, facilite la fonte des engorgements et augmente la quantité des urines.

La jaunisse est guérie en 6 à 8 jours en buvant un litre par jour de saponaire. Laisser infuser 10 minutes 60 grammes de toute la plante dans un litre d'eau bouillante. Boire aussi un litre de limonade par jour.

SAUGE OFFICINALE

(Labiées, L.) Salvia officinalis.

Sauge, salle, herbe sacrée, thé sacré, sauge franche, thé de la Grèce, thé de sals, thé de France, sauge des prés, etc.

La décoction de sauge (60 grammes pour un litre d'eau) prise à l'intérieur jouit des propriétés analogues à celles de la menthe : elle excite de la chaleur à l'estomac, facilite la digestion, fait circuler le sang plus vite, en un mot, elle augmente l'énergie de toutes les fonctions du corps. Prise en guise de thé après le repas, elle facilite la digestion et ranime l'action de l'estomac (60 grammes par litre d'eau).

A l'extérieur, la décoction de sauge (100 grammes pour un litre d'eau) guérit toutes les maladies de peau : dartres, eczémas, boutons, démangeaisons, rogne, teigne, pelade, etc. (Voir *Cheveux*.)

Les Chinois et les Japonnais préfèrent la sauge au thé.

Infusée dans du vin blanc, elle lui donne un goût de muscat et le rend plus enivrant.

SAUGE DES PRÉS

(Labiées, L.) SALVIA PRATENSIS.

Ses propriétés sont les mêmes que la précédente, mais il faut avoir soin d'augmenter un peu la dose.

SEMEN-CONTRA

Le semen-contra est le produit des capitules des armoises cultivées en Judée, en Perse et dans le Turkestan.

C'est un vermifuge très employé pour les enfants.

La santonine qu'on retire du semen-contra, est actuellement très employée comme vermifuge.

Les fleurs des absinthes et armoises peuvent au besoin, remplacer le semen-contra ; c'est le semen-contra indigène.

(Voir *Vers des enfants.*)

SENEÇON VULGAIRE

(Composées, L.) SENECIO VULGARIS.

Seneçon, herbe aux charpentiers, etc.

Le seneçon, dont les petits oiseaux sont si friands, était très employé jadis en cataplasme contre les engorgements des seins, les hémorroïdes et la goutte. Aujourd'hui il est remplacé par les feuilles de bouillon-blanc,

La vraie propriété du seneçon est de guérir les fièvres. (Voir ce mot.)

SERPOLET

(Labiées, L.) TIMUS SERPILLUM.

Thym sauvage, poleur, poulieu, pouliet, poliet, pilolet, serpoulet, etc.

La poudre de serpolet introduite dans le nez, arrête les hémorragies nasales :

En bains, il est très utile dans les maladies de la peau et dans l'épuisement du sang causé par des plaisirs énervants.

Son infusion (15 grammes par litre d'eau) est excitante et fortifiante (voir *Maux d'estomac*). Un verre avant le repas donne de l'appétit, un verre après le repas facilite la digestion et fait disparaître les vents.

SUREAU

(Caprifoliacées, T.) SAMBUCUS NIGRA.

Seü, saoü, seur, seuillet, sognon, suin, hautbois, sambuc.

Les fleurs du sureau fraîches sont légèrement purgatives ; quand elles sont sèches, elles perdent cette propriété et deviennent simplement sudorifiques.

L'infusion de fleurs de sureau (10 grammes par litre d'eau) provoque des sueurs abondantes ; un grand verre pris le soir en se mettant au lit soulage le rhume et la toux.

Ces mêmes fleurs, fermentées dans le vin, lui donne le parfum du frontignan.

La deuxième écorce du sureau est purgative.

TABAC

(Solanées, L.) NICOTIANA TABACUM.

Nicotane, herbe à la reine, petum, herbe à tous les maux.

Le tabac est un poison. Il agit sur tout le système nerveux, il prédispose aux congestions cérébrales, fait perdre la mémoire et la vivacité de l'imagination, fait cracher en abondance, ce qui irrite l'estomac, donne une mauvaise haleine et amortit le goût et l'odorat.

Faut-il interdire la prise, la chique, le cigare, la cigarette, la pipe, etc.

Les grands savants ne sont pas d'accord à ce sujet ; les uns disent : oui, il faut absolument défendre l'usage du tabac ; les autres prétendent que non.

La vérité à mon humble avis, est que l'usage modéré du tabac, sous les différentes formes qu'il est employé actuellement (prise, chique, cigarette, cigare, pipe, etc.) ne doit pas être défendu ; l'abus seul est condamnable.

Pour moi, l'usage modéré du tabac répond à un besoin impérieux de notre nature ; il nous procure des sensations agréables ; il éloigne par la distraction qu'il nous procure, les idées noires qui nous assiègent sans cesse, il rend la vie plus gaie, plus agréable ; c'est le complément indispensable d'un bon repas, comme aussi le dessert et la consolation du malheureux qui est obligé de se contenter d'un morceau de pain et d'un verre d'eau.

Aux prêcheurs de fausse morale, je leur dirai que, pendant ma longue carrière, j'ai vu des milliers de malheureux supporter plutôt la privation du pain que celle du tabac. Dans mes longs voyages, j'ai constaté que partout les hommes fument, prisent ou mâchent du tabac ; sur toutes les parties du globe, à toutes les latitudes, sous l'influence de tous les climats, dans tous les degrés de la civilisation, dans toutes les conditions de la vie sociale.

Conclusion : Usez modérément du tabac ; mais gardez-vous bien d'en abuser.

TANAISIE

(Synanthérées, L.) Tanacetum vulgare.

Herbe aux vers, barbatine, herbe Saint-Marc, athanase, herbe amère, tanacée, menthe coq, balsamite amère, etc.

Ses feuilles et ses fleurs, ainsi que ses semences, sont toniques, stimulantes, stomachiques, vermifuges et sudorifiques (voir ces mots) ; infusion 25 gr. par litre d'eau.

Répandue entre les matelas, elle chasse les puces et les punaises. Étendue comme litière dans les niches des chiens, elle les délivre de leurs puces.

Les feuilles de tanaisie cuites dans de l'eau, de la bière, du vin et appliquées en cataplasmes sur le ventre, agissent énergiquement comme vermifuge.

THYM

(Labiées, L.) Tymus vulgaris.

Thym commun, farigoule, etc.

Les propriétés du thym sont les mêmes que celles du serpolet, de la lavande et de la mélisse (voir ces mots).

TILLEUL

(Tiliacées,) TILIA EUROPEA.

L'infusion de fleurs de tilleul est très utile dans la migraine, les vertiges les lourdeurs de tête, les mauvaises digestions et les agacements nerveux.

DOSE : 25 à 30 grammes pour un litre d'eau.

Les bains de fleurs de tilleul sont aussi très utiles pour les convulsions des petits enfants. Les employer tièdes et souvent répétés.

Les fleurs de tilleul doivent être ramassées par un beau temps et séchées à l'ombre, sans cela elles perdent toutes leurs propriétés.

VALÉRIANE

(Valérianées, L.) VALERIANA OFFICINALIS.

Herbe aux chats, valériane sauvage, herbe de Saint-Georges, etc.

La poudre de racine de valériane (2 à 5 grammes) mélangée avec un peu de miel, est très employée dans l'épilepsie, les spasmes d'estomac, les convulsions des enfants.

Elle guérit la polydipsie : maladie qui consiste dans une soif excessive et des urines très abondantes sans être sucrées, ce qui la distingue du diabète.

La valériane attire les chats qui se vautrent sur elle, l'arrosent de leur urine, son odeur semble les enivrer et les charmer.

VÉLAR

(Crucifères, L.) HERISYMUM, SISYMBRIUM OFFICINALE.

Herbe aux chantres, tortelle, sinapis, moutarde des haies, vélar alliaire, sisymbre alliaire, etc.

Ce sont les feuilles que l'on emploie : elles sont stimulantes et expectorantes. Grand succès dans le catarrhe chronique du poumon et surtout dans l'enrouement et dans les extinctions de voix qui surviennent après des fatigues excessives du larynx, chez les chanteurs, les orateurs et tous ceux qui sont obligés de parler beaucoup.

Infusion de 50 à 60 grammes par litre d'eau; boire tiède toutes les fois que la fièvre se fait sentir jusqu'à guérison. Ajouter un peu de miel au lieu de sucre.

MM. les orateurs, les chanteurs, etc., n'oubliez pas cette recette, à certains moments elle vous rendra de très grands services.

VERVEINE

(Verbénacées, L.) VERBENA OFFICINALIS.

Herbe sacrée, verveine commune, herbe à tous les maux, guérit tout, herbe du foie, herbe de sang, herbe aux sorcières, etc.

Du temps des Gaulois, les prêtres druides lavaient leurs autels avant le sacrifice, avec de l'infusion de fleurs de verveine (herbe sacrée), c'est pour cela qu'on lui attribue encore une infinité de propriétés qu'elle n'a pas.

Néanmoins, il est certain que fraîche et pilée avec du vinaigre, ou sèche et cuite avec du vinaigre et appliquée sur un point de côté ou sur une entorse, elle en facilite beaucoup la guérison.

Elle est aussi un peu amère, aromatique et astringente.

VIGNE

(Vitacées, L.) VITIS, VITIS VINIFERA.

L'action du vin sur l'homme

Le vin est à la fois un aliment, un excitant, un tonique. Il présente une grande valeur nutritive, il constitue un précieux auxiliaire à l'alimentation, à condition toutefois d'être pris à dose modérée. Les excès répétés du vin produisent l'alcoolisme. La femme boira peu de vin. Il doit être rejeté de l'alimentation de l'enfant. Mais il convient à l'adulte et au vieillard.

Le vin blanc naturel est diurétique et convient aux estomacs faibles, car il se digère plus facilement que le vin rouge.

Les propriétés du raisin

En la saison ou le raisin abonde, veut-on savoir les curieuses applications qu'on peut faire de son jus et des différentes parties du cep, ainsi que les qualités de cet excellent fruit.

Le raisin absolument mûr convient aux personnes atteintes d'inflammation, comme la gastrite, etc. ; de plus le moût est un laxatif.

Les pépins triturés jouissent d'une réputation populaire contre la dysenterie et les vomissements de sang. Les cendres du cep sont diurétiques. On obtient un remède radical contre les hémorragies rebelles avec les feuilles de vigne séchées à l'ombre et réduites en poudre. Des jeunes sarments, s'écoule un suc bon pour guérir l'inflammation des yeux. Le raisin sec, excellent pectoral, est d'une grande utilité dans les affections de poitrine.

Le vin rouge constitue un fortifiant précieux et le blanc un apéritif tonique. Enfin, le vinaigre produit par la fermentation du vin s'administre intérieurement en petites doses comme rafraichissant, et extérieurement pour bains de pieds, brûlures légères et gargarismes dans les maux de gorge.

Que de choses utiles nous a donc léguées Noé, lorsqu'il eut l'heureuse idée de cultiver la première vigne.

VIOLETTE ODORANTE

(Violacées, T.) VIOLA ODORATA.

Violette de Mars, violette odorante, violette de carême.

L'infusion de fleurs de violette constitue un remède populaire contre les affections de la poitrine ; elle est béchique, émolliente et légèrement laxative.

La racine de violette est vomitive et peut très bien remplacer l'ipéca.

On extrait de la violette un parfum très agréable que l'on emploie pour le linge et l'eau de toilette.

VIPERINE

(Borraginées, L.) ECHIUM VULGARE.

Herbe aux vipères, langue d'oie.

Comme par ses taches elle ressemble à la vipère, on croyait jadis qu'elle en guérissait les morsures, c'est à tort. (Voir *Morsures de vipères.*)

La vipérine peut, au besoin, remplacer la bourrache (voir ce mot) quoique moins efficace.

Son infusion (40 grammes de fleurs pour un litre d'eau) peut aussi être employée comme diurétique et adoucissante.

TROISIÈME PARTIE

MALADIES & REMÈDES

AVIS. — Nous prions nos lecteurs qui veulent se renseigner sur une maladie, de voir la Table des Matières et de lire attentivement toutes les pages qui leur sont indiquées après le nom de la maladie.

Exemple : vous êtes atteint de la maladie B..., à la table des matières vous voyez B... 3,15,40,80 ; cela signifie qu'il est question de cette maladie aux pages 3,15,40 et 80 et que, pour être complètement renseigné, vous devez voir ces quatre pages.

ABCÈS, ANTHRAX

Collection du pus développé dans les tissus et résultant d'une inflammation locale. Cette affection se manifeste par de la douleur, de la chaleur et de la fièvre au point malade.

TRAITEMENT. — Cataplasmes de pain et de lait, ou de lin, de morelle noire écrasée, d'oignon cuit sous la cendre et réduit en pommade que l'on applique bien chaud et que l'on renouvelle toutes les heures. (Voir aussi *Panaris*.)

Prendre un dépuratif, si malgré cela le mal persiste, faire ouvrir l'abcès à l'aide du bistouri afin d'éviter des complications.

ABEILLES (piqûres d') VIPÈRES (morsures des)

(PIQURES ET MORSURES DES VIPÈRES, ABEILLES, FRELONS, TAONS, MOUCHES CHARBONNEUSES, ARAIGNÉES, ETC.)

Les piqûres que font les abeilles avec le dard qu'elles ont à la queue et qui inocule un venin assez irritant, peuvent devenir fort gênantes et même mortelles.

La vipère fait une double piqûre par percussion, en implantant dans les tissus, les deux crochets à venin de sa mâchoire supérieure. Ces deux dents très développées, sont percées d'une extrémité à l'autre, d'un fin canal qui communique avec les glandes à venin. Ces crochets sont mobiles et se redressent au moment où le reptile exécute son agression.

Traitement. — Pour les piqûres venimeuses en général, commencer par extraire de la plaie le dard, aiguillon ou crochet, en tordant la peau qu'on saisit dans toute son épaisseur et d'où l'on fait jaillir l'aiguillon ou dard comme un noyau de cerise pressé entre deux doigts. Puis pratiquer une forte succion, si possible.

Employer ensuite l'une des recettes suivantes : couper une tête de poreau (ou poireau) en deux, frotter vivement sur la partie piquée pendant une minute. L'acide du poireau décompose le venin qui ainsi est absorbé et ne peut pas se mélanger au sang. Ainsi il ne se produit pas d'enflure et la douleur cesse au bout de deux minutes.

D'autres se contentent de prendre un gros morceau de sel de cuisine, de le mouiller avec de la salive, et de l'appliquer sur la piqûre.

D'autres enfin prétendent qu'il vaut mieux verser une poignée de sel de cuisine, dans une très petite quantité d'eau, de façon à obtenir une bouillie que l'on fait fondre et que l'on applique, le plus vite possible, sur la piqûre.

Si c'est dans la bouche que l'on a été piqué, on se gargarise avec de l'eau fortement salée. En peu de temps, le gonflement diminue et tout danger cesse, la guérison est radicale dans quelques heures.

Nos ancêtres employaient, avec beaucoup de succès, soit les feuilles de bardane, soit les feuilles de grand plantain, avec ces feuilles vertes, ils frottaient vivement sur la piqûre, en cinq minutes la guérison était complète. Malheureusement on a oublié la légende qui raconte : les feuilles de plantain et de bardane sortent de la terre au même moment que les vipères et insectes dangereux ; le crapeau se battant en duel avec la vipère recommencent leur combat après s'être frottés sur les feuilles de plantain ou de bardane.

Encore à l'heure actuelle, dans certaines régions, on se sert uniquement d'une tête d'ail ou d'oignon pour frotter sur la piqûre et la guérir.

(Voir la table des matières *Calme-douleurs.*)

Quand l'enflure est déjà produite, c'est-à-dire quand le venin est mélangé au sang, voici ce que l'on doit faire, aussi bien pour les personnes que pour les animaux :

Dans deux litres d'eau, faire bouillir deux grosses poignées de la deuxième écorce de frêne jusqu'à réduction de moitié, passer la tisane, en donner un demi-litre à boire à la personne ou à l'animal mordu et se servir de l'autre demi-litre pour laver légèrement, mais sans discontinuer, la partie qui est enflée et la plaie. Dans moins de deux heures la guérison est radicale.

Dans quelques régions de la France où ce remède est ignoré, on se sert d'un gros morceau de saindoux pour frictionner la partie enflée et la plaie ; puis après cinq minutes on frictionne vivement pendant au moins trente minutes avec deux grosses poignées de feuilles de ronce. Ce remède est aussi très bon.

AGE CRITIQUE

L'âge critique ou retour d'âge est la suppression naturelle des règles qui se produit vers 45 ans ; mais cette date peut varier, suivant les climats et mille autres circonstances.

Les femmes redoutent, en général, cette période de leur existence, parce que pour beaucoup d'elles, c'est le point de départ de maladies très graves. On ne saurait donc trop recommander aux personnes qui approchent de cet âge de bien surveiller leur santé.

Néanmoins il ne faut rien exagérer : les femmes qui mènent une vie régulière, qui évitent les émotions vives, la constipation ; surtout celles qui sont saines, traversent cette période sans aucun accident.

Quand elles comprennent que le moment approche, elles doivent éviter les fatigues excessives, prendre de légers purgatifs, des tisanes de sauge, de menthe, de tilleul, de feuilles d'oranger, etc.

Si les pertes sont trop abondantes, voir *Pertes et Flueurs*, à la table des matières.

AIGREURS D'ESTOMAC

Elles proviennent d'un mauvais état de l'estomac ou d'une fatigue de cet organe.

Traitement. — Voyez *Estomac*.

ALBUMINURIE

Présence anormale de l'albumine dans les urines, ce que l'on reconnaît à ce que l'urine chauffée à l'ébulition se coagule, en donnant un dépôt floconneux, qui ne se redissout pas dans le vinaigre. Souvent occasionnée par le froid et accompagnant les maladies qu'il amène : rhumes, fluxions de poitrine, etc., ou suite de certaines maladies comme l'érysipèle, la scarlatine, etc., l'albuminurie ne doit pas effrayer ; il suffit de consulter son médecin et de suivre le traitement qu'il ordonnera.

Dans le cas où il serait impossible de voir un médecin, prendre la tisane diurétique : racines d'asperges, queues de cerises, chiendent, etc. Voici une formule qui a souvent donné de très bons résultats :

Pour deux litres d'eau faire bouillir 5 à 6 minutes, retirer du feu, couvrir, passer quand elle est froide et boire un litre par jour jusqu'à guérison.	Fleurs de genêt.	10 grammes.
	Gratteron.........	25 —
	Herniaire.........	25 —
	Queues de cerises..............	25 —
	Bois de réglisse.	Un morceau.

Eviter tout ce qui est excitant, stimulant ou irritant.

Le régime du lait s'oppose à la guérison complète.

L'eau pure ordinaire est la seule boisson permise ; on peut néanmoins la rougir avec un peu de bon vin.

Eviter la chaleur, le froid, l'humidité et les émotions morales.

ALCOOLISME

L'alcool, voilà l'ennemi !

L'alcool fait plus de victimes que toutes les épidémies réunies, il ruine les familles et nous prépare des générations d'enfants rachitiques et scrofuleux. Il est le principal pourvoyeur des asiles d'aliénés, des hôpitaux, des prisons. Il n'étanche pas la soif, il la donne ; il ne réchauffe pas, il ne nourrit pas, il ne fortifie pas, il tue. *Guerre à l'alcool.*

Voici une instructive statistique sur les effets de l'alcool :

Sur cent détenus pour assassinat, combien compte-t-on d'alcooliques ? Réponse : Cinquante-trois.

Sur cent condamnés pour viol, outrage public à la pudeur, combien compte-t-on d'alcooliques ? Cinquante-trois.

Sur cent détenus pour incendie volontaire, combien compte-t-on d'alcooliques ? Cinquante-sept.

Sur cent condamnés pour mendicité, vagabondage, combien compte-t-on d'alcooliques ? Soixante-dix.

Sur cent condamnés pour coups et blessures, violences, brutalités ? Quatre-vingt-dix.

Ces chiffres ont été fournis par les greffiers de plusieurs prisons.

Belle pensée de Lammenais. — Savez-vous ce que boit cet homme, dans ce verre qui vacille en sa main tremblante d'ivresse ? — Il boit les larmes, le sang, la vie de sa femme et de ses enfants.

Ivresse. — L'ivresse est une dégradation morale qui ravale l'homme au-dessous de la bête ; celui qui boit avec excès et qui se met dans cet état s'expose au mépris public ; il perd l'estime et la confiance des honnêtes gens. Honte à celui qui s'avilit de la sorte; la société le repousse et la maladie lui tend les bras.

Il peut arriver néanmoins par extraordinaire, quand on se trouve à quelque repas copieux, où quelques verres de bière sont bus pendant la digestion, que l'homme sobre soit surpris par la boisson et tombe dans cet état malheureux.

Pour y remédier, il faut vomir immédiatement en mettant les doigts au gosier et prendre ensuite un bol de thé ou de camomille. Si cela ne suffit pas, il faut boire un verre d'eau sucrée dans laquelle on verse 8 à 10 gouttes d'ammoniaque liquide, ou mieux encore une cuillerée à café d'eau sédative très forte.

On est soulagé ordinairement en quelques minutes en buvant un grand verre de café très fort non sucré, mais au contraire salé.

Ivrognerie chronique. — L'ivrognerie chronique amène les plus tristes résultats dans l'organisme. L'alcool absorbé journellement et en trop grande quantité altère pour ainsi dire tous les organes : l'estomac digère mal, il y a des pituites le matin, le foie devient malade, les mains tremblent, l'intelligence diminue, le caractère s'aigrit et devient violent. L'ivrogne a le visage couperosé et le nez d'un rouge caractéristique. Il peut être pris de *delirium tremens*, espèce de manie aiguë durant laquelle le malade, fou furieux très violent, ayant aux mains et aux pieds un tremblement très accusé et caractéristique, a des hallucinations terrifiantes.

Il voit des animaux noirs, des rats qui veulent le mordre, etc., il est couvert de sueur.

A la longue, le malade plongé dans un abrutissement complet, finit par êtredément. Les moindresplaies,les inflammations les plus bénignes deviennent graves chez l'ivrogne et tournent facilement à la gangrène.

La progression alcoolique. — Pour dégoûter les alcooliques et les candidats à l'alcoolisme de leur funeste entraînement, M. Joseph de Pietra Santa dans le *Journal d'Hygiène*, rappelant le compétent avis de sir W. Richardson, fait un saisissant tableau résumé de l'action désastreuse que l'alcool de mauvaise qualité exerce sur le système nerveux. Affaissement physique, d'abord, altération morale ensuite. Tel est le résultat inévitable.

Voici les quatre périodes de l'ivrogne :

1° *Excitation*. — Le sang afflue de façon anormale à travers les vaisseaux capillaires : les nerfs moteurs sont comme paralysés et n'offrent plus qu'un frein insuffisant. On se trouve sous l'influence d'une hilarité particulière : le corps n'est pas encore touché, mais l'esprit est moins actif. On est comme abasourdi, et l'hébêtement commence.

2° *Débilité musculaire.* — L'alcool est pris en plus grande quantité ; le système nerveux commence à s'affecter sérieusement : les lèvres inférieures s'affaissent, la langue s'empâte, les extrémités inférieures sont moins stables, les mains sont moins solides. Les muscles de la face prennent un stigmate caractéristique analogue aux premiers symptômes de l'idiotisme.

3° *Débilité mentale.* — Le cerveau est à son tour frappé : le chaos commence à se faire dans la cervelle, les idées deviennent moins nettes et se troublent, la langue ne répond plus à la volonté et ne peut plus exprimer la pensée. L'intelligence s'atrophie, les habitudes que nous tenons de l'éducation s'émoussent et disparaissent, les instincts animaux se réveillent.

4° *Inconscience.* — Les sensations disparaissent, l'excitation particulière que le cerveau reçoit des nerfs n'existe plus, les cordons cérébraux sont sous la complète domination narcotique de l'alcool ; tout l'organisme est comme suspendu : on est ivre-mort.

Avis à ceux qui croient selon les aimables refrains des chansons bachiques, « qu'une nuit d'orgie pour eux n'est qu'un jeu ». Très mauvais jeu !

AMPOULES

A la suite de frottement réitéré sur une certaine étendue de la peau, l'épiderme se soulève et il se forme une cloche de liquide. Ne pas enlever la peau. Se contenter de la percer avec une aiguille à l'aide de laquelle on passe un morceau de fil de soie ou de coton qu'on laisse jusqu'à complète guérison. Laver de temps à autre avec de l'eau légèrement salée.

ANÉMIE

L'anémie est une maladie dans laquelle la masse du sang tend à diminuer ou à se décolorer, aussi dit-on vulgairement que les personnes atteintes de cette maladie sont *pauvres de sang.*

Le sujet est pâle, languissant, sans énergie morale, il souffre fréquemment de la tête et de la fièvre.

Traitement. — Le traitement qui réussit le mieux dans ce cas, est le suivant : se laver à l'eau froide salée, tous les matins, et s'essuyer ensuite fortement jusqu'à faire rougir la peau, prendre trois fois par jour avant chaque repas, un petit verre de *Liqueur divine* (voir table des matières), manger de bons potages faits avec du filet de bœuf, ou de vieilles volailles ou encore de mouton, boire du vin généreux avec le bouillon de la soupe, si l'on peut le supporter; dans le cas contraire, on mêlera de l'eau ferrée avec le vin (cette eau ferrée se prépare en mettant en contact pendant un certain temps, de vieux clous rouillés avec de l'eau de fontaine); manger des viandes grillées ou rôties et prendre chaque jour une tasse de café de première qualité; faire de longues promenades au grand air, dans les bois ou sur les coteaux, et s'essuyer au retour ou changer de linge si la transpiration est abondante.

Comme dans cette situation les organes sont faibles et s'engorgent trop facilement, il faut prendre un faible purgatif tous les trois jours, deux ou trois grammes de rhubarbe, selon la force ou l'âge du sujet.

Pour les personnes qui peuvent dépenser de l'argent, voir à la table des matières ; *Élixir de Longue-Vie*, un petit verre après chaque repas.

Pour les pauvres, une tasse de thé composé avec quelques feuilles de *menthe*, de *verveine* et de *mélisse*.

ANGINE GUTTURALE

C'est une inflammation de l'arrière-bouche. La voix est nasonnée, il y a des difficultés d'avaler, soif, frissons, etc.

Répéter très souvent un gargarisme composé avec de la tisane de feuilles d'aigremoine, de ronce ou de toute autre plante astringente, avec un peu de miel.

On peut aussi employer avec succès des gargarismes avec du chlorate de potasse.

Éviter le froid et les grandes fatigues.

Pour l'angine tonsillaire et l'angine couenneuse, voir *Maux de Gorge*.

APHTES

Voyez *Maux de gorge*.

APOPLEXIE

Congestion cérébrale, coup de sang. — L'apoplexie est caractérisée par un état comateux, avec privation subite et presque complète des sensations et du mouvement avec conservation de la circulation et de la respiration. Il y a souvent déviation de la face. L'apoplexie est rarement précédée de phénomènes précurseurs; en peu d'instant, elle acquiert son plus haut degré d'intensité, et faute de soins, le malade peut mourir; il est donc urgent de mander le médecin au plus vite.

En attendant, on ne doit pas perdre une minute pour commencer les premiers soins suivants : débarrasser le malade des vêtements trop serrés, le transporter avec le moins de secousses possible, dans une chambre convenablement aérée, d'une température fraîche, loin du bruit et garanti contre une lumière trop vive ; maintenir la tête et la poitrine élevées, la tête découverte ; appliquer des sinapismes aux jambes, à la partie interne du mollet et aux cuisses ; ou bien bains de pieds rendus très excitants au moyen de l'eau bouillante, du vinaigre, de la cendre ou de la moutarde ; appliquer sur la tête des compresses imbibées d'eau froide ou de glace pilée, etc.

Ces premiers soins terminés, si le médecin tarde encore, et si l'état général ne paraît pas s'améliorer, recourir aux sangsues à l'anus et presser l'arrivée du docteur.

Les personnes à tempérament sanguin sont particulièrement menacées d'être frappées par cette maladie ; elles l'éviteront en surveillant leur alimentation (donner la préférence aux légumes cuits, aux viandes blanches, aux vins légers) ; en prenant de temps en temps quelques purgatifs.

APPÉTIT

Le manque d'appétit quand il ne provient pas d'une fatigue excessive est ordinairement le précurseur d'une affection quelconque.

Pour ramener l'appétit, il suffit bien souvent de faire des exercices au grand air et de se procurer des distractions.

Toutes les plantes aromatiques stimulent l'appétit : le serpolet, le thym, l'anis, l'hysope, la menthe, la camomille, la lavande, la mélisse, etc. Une tasse avant le repas.

(Voir aussi : *Aigreurs et Estomac.*)

ASPHYXIE

Premiers soins a donner aux asphyxiés en attendant l'arrivée du médecin. — On appelle *Asphyxie* la suspension des phénomènes de la respiration et les troubles qui en sont la conséquence.

L'asphyxie se produit toutes les fois que l'air ne peut pénétrer dans les poumons en quantité suffisante et à l'état de pureté nécessaire. Nous citerons comme variétés d'asphyxie :

1° L'asphyxie par l'air vicié et les gaz délétères ;

2° L'asphyxie par submersion (noyés) ;

3° L'asphyxie par strangulation (pendu).

Nous indiquerons d'abord les soins qui conviennent à tous les asphyxiés en général, nous passerons ensuite en revue ceux qui concernent particulièrement l'un et l'autre genre d'asphyxie.

Lorsqu'on se trouve en présence d'un asphyxié, on doit faire (en attendant le médecin) les tentatives nécessaires pour rétablir la respiration, et cela, alors que tout espoir semble perdu.

Voici comment il convient de procéder :

1° *Donner au patient la position convenable.* — On déshabille promptement l'asphyxié, on coupe au besoin ses vêtements avec des ciseaux, puis il est placé sur un lit, la tête un peu inclinée en arrière, les épaules légèrement élevées au moyen d'un traversin qu'on a passé dessous ; enfin on jette sur lui une couverture.

2° *Faciliter l'accès de l'air dans les poumons.* — La bouche devra être ouverte, si les dents sont serrées, on essaiera de les desserrer avec un morceau de bois ; on maintiendra ensuite les mâchoires écartées avec un bouchon ; cela fait, on débarrassera, au moyen d'une plume, la bouche, les narines et la gorge, des mucosités et de l'écume qui pourraient s'y trouver. La langue sera maintenue en avant, car autrement elle pourrait gêner l'accès de l'air ; on l'attire avec les doigts recouverts d'un mouchoir.

3° *Ramener la chaleur par des frictions et exciter la respiration.* — On fera des frictions sur le corps avec des linges chauds ou imbibés d'alcool camphré, eau de mélisse, vinaigre aromatique.

Si ces premiers soins restent sans succès, il faut *sans trop attendre*, avoir recours à la respiration artificielle.

4° *Respiration artificielle.* — Elle peut être pratiquée de différentes façons ; nous signalons les deux principales.

a) *Insufflation d'air de bouche à bouche.* — On applique la bouche sur celle du malade, dont on serre le nez, et on souffle fortement, on se retire pour laisser sortir l'air introduit et on renouvelle l'opération à différentes reprises (cette insufflation peut encore se faire au moyen d'un soufflet).

b) *Respiration artificielle d'après le procédé Sylvestre* (procédé le plus simple et le plus pratique). — L'opérateur, placé derrière la tête de l'asphyxié, saisit les bras du patient et les élève des deux côtés de la tête ; il les maintient ainsi pendant deux secondes (on élargit ainsi la cavité de la poitrine et on y appelle l'air). Il abaisse ensuite les deux bras le long du corps et il les presse pendant deux secondes contre les côtés de la poitrine (diminution de la capacité de la poitrine pour faire ressortir l'air aspiré). On répète ensuite ces mouvements qui doivent être continués longtemps *avec persévérance*. Ajoutons que la respiration artificielle doit être pratiquée *aussitôt que possible*.

Pendant que l'un des assistants pratiquera la respiration artificielle, les autres personnes présentes essaieront de ramener la chaleur par les moyens indiqués plus haut.

Les soins qui précèdent s'appliquent à tous les asphyxiés en général ; voici ceux qui concernent plus particulièrement l'un ou l'autre genre d'asphyxie :

Asphyxie par l'air vicié (charbon, etc.). — Lorsqu'un cas d'asphyxie par le charbon s'est produit, le premier soin doit être d'aérer la pièce en ouvrant toutes grandes les portes et les fenêtres ; le malade sera placé sur son lit et on lui prodiguera tous les secours indiqués plus haut (exposition au grand air, frictions, respiration artificielle) : flagellation avec une serviette trempée dans de l'eau fraîche ; passer sous le nez une compresse imbibée de vinaigre aromatique.

Afin de prévenir autant que possible les asphyxies par le charbon qui sont assez fréquentes, rappelons que toutes les fois qu'on fera brûler du charbon dans une pièce, le fourneau doit être placé de façon que les gaz produits par la combustion puissent s'échapper au dehors.

Asphyxie par submersion (noyés). — Débarrasser rapidement le noyé de ses vêtements, le transporter s'il est possible sur un lit et l'essuyer avec des linges chauds. Le noyé sera couché sur le dos et légèrement incliné du côté droit ; on débarrassera la bouche des mucosités au moyen d'une plume, et pendant que les aides essaieront de ramener la chaleur par les moyens indiqués plus haut, une autre personne pratiquera la respiration artificielle. S'il s'écoule de l'eau par la bouche, pencher légèrement la tête du malade pour faciliter la sortie de l'eau absorbée, *mais ne jamais suspendre le malade par les pieds.* Ces soins doivent être continués avec persévérance et tentés alors même que le noyé aurait séjourné plusieurs heures sous l'eau ; on a vu des noyés revenir à la vie après plusieurs heures d'insensibilité.

Asphyxie par strangulation (pendus). — Il faut immédiatement couper le lien passé autour du coup en soutenant le corps ; puis on le débarrasse de tout ce qui pourrait gêner la circulation et la respiration. On couche le patient sur un lit, la tête un peu élevée et on lui donne les soins généraux, pour ramener, si possible, la chaleur et la respiration.

ASTHME

Affection, qui, généralement n'offre pas de gravité, mais fait bien souffrir; elle est caractérisée par des accès d'oppression, surtout la nuit, survenant brusquement ; par le besoin d'air, l'obligation de s'asseoir, de quitter le lit, d'ouvrir la fenêtre, de s'arcbouter pour respirer, enfin par la toux et l'expectoration, indiquant la fin de l'accès.

Traitement. — Ouvrir largement les fenêtres de la chambre

(sans courant d'air) et appliquer des sinapismes aux membres inférieurs.

Quand les accès sont chroniques, le malade se trouvera bien : 1° en débarrassant son estomac et ses intestins par de fréquents purgatifs; 2° de prendre le soir en se couchant, une tasse de tisane d'hysope, ou de lierre terrestre, ou de feuilles d'oranger, ou de mélisse, ou d'aigremoine avec du miel. Eviter les changements brusques de température; éviter l'humidité.

Si les moyens le permettent avoir toujours chez soi du *Thé des Chartreux* et des *Bonbons des Chartreux* (Voir table des matières.)

ATTAQUES DE NERFS

Crises nerveuses se traduisant par des mouvements désordonnés, accompagnés de cris, de pleurs, de gémissements; le malade se roule à terre en proie à la plus vive exhaltation.

Traitement. — Coucher le malade horizontalement, la tête un peu abaissée; aspersions d'eau froide sur la figure; faire respirer de l'éther, du vinaigre; dégager le cou des vêtements pour faciliter la respiration; lorsque la connaissance commence à revenir, faire boire de l'eau sucrée additionnée d'une cuillerée à café d'eau de mélisse par tasse.

BOUTONS

Voir *Maladies de peau.*

BILE

La bile est un liquide jaune, amer, secreté par le foie, elle arrive, par le moyen des canaux, dans l'estomac, afin de se mêler aux aliments pour aider à leur transformation nutritive. Souvent elle se trouve en si grande abondance, qu'on en rend par le haut et par le bas; il se produit aussi quelquefois une de ses débacles qui épouvante à tort le malade. Lorsque la mauvaise bile ne peut être ainsi rendue, et qu'elle séjourne trop longtemps dans l'estomac, elle cause des dérangements sérieux qu'il faut faire disparaître. (Voir *Estomac.*)

BRONCHITES, RHUMES

Ces affections paraissent bénignes; au début, on n'a pas toujours recours au médecin pour les soigner, c'est un tort, dans tous les cas, il importe de ne pas les négliger tout à fait, quelque fort de tempérament que l'on paraisse.

Dès qu'un malade tousse, avec malaise général, tête plus ou moins prise de rhume de cerveau, il faut le tenir au chaud, au lit, s'il le peut, lui donner des tisanes chaudes (mauve, guimauve, violettes, quatre fleurs) sucrées avec du miel. Nourriture légère, éviter les refroidissements, chasser les tracas.

Le docteur Roux a employé avec succès le moyen suivant pour enrayer un coryza, un rhume commençant par le nez et par la bouche, huit à dix fois dans la journée, de l'eau de Cologne versée sur un mouchoir. L'eau de Cologne dont il s'est servi est formée de :

Essence de bergamote	1	grammes.
— de portugal.	1	—
— de citron	2	—
— de romarin.	2	—
— de petit grain.	2	—
Alcool à 90°.	1	litre

On pourra réussir avec les aspirations d'alcool pur, et j'ai connu un malade qui portait toujours dans sa poche, depuis son séjour à la Martinique, un flacon de ratafia pour lui permettre de respirer par le nez, obstrué par du coryza chronique. Les essences ont certainement une part d'action très importante.

Les bonbons des Chartreux ayant pour but surtout les rhumes, nous ne saurions trop en recommander vivement l'usage. (Voir table des matières.)

Autre remède. — Faire bouillir dans deux litres d'eau, pendant 5 à 6 minutes, une bonne poignée d'aigremoine ; en boire un grand verre le matin au saut du lit, un autre après le repas de midi et un troisième après le repas du soir. La tisane doit être tiède et sucrée au miel.

BRULURES

Un remède nouveau. — Le docteur Thierry, médecin à l'hôpital de la Charité, à Paris, vient de faire une précieuse découverte qui rendra de grands services.

Prenez chez un pharmacien, un droguiste ou herboriste, pour dix centimes d'acide picrique en sel (refuser celle en liquide), faite-la dissoudre dans un litre d'eau froide et lavez avec cette solution la partie brulée. Toute douleur est supprimée instantanément, les plaies et les ampoules ne se forment pas et la guérison est complète en 4 à 5 jours, sans laisser de traces, seule la peau est jaunie ; mais on peut faire disparaître cela en se lavant avec de l'eau mélangée avec de l'acide borique.

Remède des Savoyards pour les brulures. — Prenez 100 grammes d'huile d'olive, une poignée de la seconde écorce de sureau (c'est-à-dire l'écorce blanche qui adhère au bois), faites bouillir jusqu'à consistance de pommade et, après avoir retiré les brins d'écorce, appliquez le reste sur la brûlure avec une plume. Ce remède donne des résultats étonnants.

Guérison des brulures par le lait. — Lorsqu'on a été brûlé d'une manière quelconque, il faut rapidement, si on en a sous la main plonger la partie atteinte et la maintenir immergée dans du lait, ou bien, ne la pouvant baigner, la recouvrir de compresses imbibées de ce lait, jusqu'à ce que toute douleur ait cessé.

Quelque soit la gravité du mal, sa guérison complète ne se fera pas longtemps attendre.

Au lieu de se servir de lait, on peut employer du pé[illegible] ou de l'huile, mais ces deux derniers ingrédients ne don[illegible]t pas des résultats aussi rapides.

Guérison des brulures par les moules. — Faire incinérer, jusqu'à réduction en poudre fine, des coquilles de moule; puis, avec de la bonne huile d'olive, en faire une pommade que l'on applique sur la partie brûlée. En renouvelant cette application deux fois par jour, après avoir lavé la plaie avec du vin qui a été bouilli, on arrive à une guérison certaine et rapide.

CICATRICES DES BRULURES

Il arrive souvent que les brûlures laissent trace de leur passage; rien de plus désagréable qu'une cicatrice de ce genre. Il y a cependant un moyen bien simple de l'empêcher quand les brûlures ne sont pas trop profondes : c'est de fréquents badigeonnages avec de l'alcool de menthe poivrée.

CALCULS VÉSICAUX

Voir *Vessie*.

CAUCHEMARS

Etat d'oppression et de gêne pendant le sommeil, se traduisant par des rêves étranges et pénibles. Le cauchemar est occasionné le plus souvent par une digestion difficile, une affection morale triste ou une lecture impressionnante, fantastique ou pénible. Pour se débarrasser du cauchemar, il faut éviter les causes qui le produisent, faciliter la digestion; le soir, faire un repas très léger, en outre, une heure après ce repas, boire 1 gramme de magnésie calcinée délayée dans un verre d'eau sucrée. Ces moyens simples contribuent à rétablir dans leur état normal les fonctions digestives et à faire disparaître ce poids incommode, qu'on ressent à l'estomac pendant le sommeil, si toutefois on peut appeler sommeil cet état de torpeur mêlé à des songes extraordinaires et très désagréables.

Une tasse de *Thé des Chartreux* (voir Table des Matières) prise après le repas du soir pendant quatre jours de suite est le meilleur de tous les remèdes.

Ceux qui ne peuvent se le procurer doivent suivre le conseil suivant :

Pour se procurer le sommeil et bien reposer la nuit, éviter les cauchemars et les rêves, prendre avant de se mettre au lit une infusion de feuilles de noyer, de feuilles d'oranger ou de mélisse.

Pour une grande personne, quatre ou cinq feuilles suffisent. On doit préparer cette infusion exactement comme celle de thé, et en prendre seulement pendant quatre jours de suite.

CHEVEUX (Chute des)

La chute des cheveux est un nom générique sous lequel on désigne la perte accidentelle des cheveux, prématurée ou sénile, temporaire ou durable. Souvent la chute des cheveux suit une maladie infectieuse; d'autres fois elle est provoquée par des pellicules qui sont bientôt suivies de dartres.

Pour y remédier, voir ce que nous avons déjà dit à l'article *Hygiène de la tête.*

Voir aussi à la Table des Matières : *Eau Notre-Dame.* Tous ceux qui ont fait usage de ce produit l'ont baptisé du nom d'*Eau merveilleuse.* N'ayant aucun bénéfice sur ce produit, nous le fabriquons uniquement pour faire plaisir à nos clients et leur prouver une fois de plus que les herbes guérissent le mal, quand les charlatans ne font que soulager le porte-monnaie.

CHOLÉRINE

Cette affection est caractérisée par l'abattement, le manque de forces, des sueurs faciles, de la douleur et de la tension au creux de l'estomac et du ventre, des coliques, une diarrhée abondante, de la soif, des nausées, des hoquets et quelquefois des vomissements.

Tenir le malade chaudement, flanelle sur le ventre. Administrer des boissons excitantes (tisane de mélisse ou de menthe, thé avec du rhum); lavements au blanc d'œufs ou à l'amidon.

CLOUS

Le clou, nom vulgaire du furoncle. (Voir *Furoncle.*)

CŒUR

Les maladies de cœur sont ordinairement bien moins dangereuses que ne le croient les personnes qui en sont atteintes; elles sont dues à des émotions vives, à la tristesse, à l'ennui, à la peur, à la colère, etc. Les mouvements de cette organe sont plus fréquents et souvent irréguliers.

J'ai eu le plaisir de voir beaucoup de personnes se guérir en peu de jours en suivant les conseils qui suivent :

1° Par de légers purgatifs pris deux ou trois fois par semaine, tenir le ventre toujours libre; au moins une selle abondante par jour.

2° Soigner, d'une façon spéciale, son estomac, (voir pour cela : *Aigreurs, Estomac,* etc).

3° Manger des viandes, rôties ou grillées, de bœuf ou de mouton; prendre des bouillons faits avec cette même viande; boire de préférence du vin, mais avec moitié eau.

L'Elixir de Longue Vie (voir ce nom à la Table des Matières) est très utile dans ce cas; il facilite et active la guérison. Un petit verre après chaque repas.

4° Tous les matins, au saut du lit, et cela jusqu'à guérison complète, boire un grand verre de tisane d'asperges; un deuxième verre avant le repas de midi et un troisième verre avant le repas du soir. Les racines d'asperges se vendent chez tous les pharmaciens et herboristes. Pour préparer la tisane nécessaire pour une journée, on prend 50 grammes de racines d'asperges que l'on fait bouillir 4 à 5 minutes dans un litre d'eau, on couvre bien, on passe la tisane quand elle est tiède. Boire cette tisane froide. On peut la sucrer.

COLIQUES

Sous ce nom, on désigne toutes les douleurs du ventre, quelle que soit leur cause :

COLIQUES PAR INFLAMMATION. — Boisson adoucissante, lavements émollients au son, à l'amidon, aux blancs d'œufs et à la tête de pavot, que le malade tâchera de garder; fomentations ou cataplasmes sur le ventre; bains, diète, puis alimentation légère et progressive.

COLIQUES NERVEUSES. — Onctions avec l'huile camphrée, cataplasmes sur le ventre, tisanes de tilleul, de camomille; faire venir le médecin, si possible.

Coliques venteuses. — Mêmes remèdes que ci-dessus; de plus, lavements et boissons avec une infusion d'anis et de camomille; serviettes chaudes sur le ventre et frictions stimulantes.

Coliques hépatiques et néphrétiques. — Grands bains prolongés, fomentations d'huile de camomille camphrée et cataplasmes sur le ventre; tisanes diurétiques. (Voir aussi *Cholérine, Diarrhée, Dysenterie.*)

CONSTIPATION

La constipation est une affection très fréquente chez les personnes qui ont des occupations sédentaires.

Les malaises causés par la constipation consistent en étourdissements, bouffées de chaleur au visage, maux de tête souvent fort violents, tendance au sommeil, etc.

La constipation a aussi son influence sur le moral, les personnes sont tristes, irritables; en somme, sans constituer une maladie, elle peut causer, malgré cela, des troubles graves dans l'organisme si on n'y remédie pas.

Un bon moyen pour éviter la constipation, sans prendre de médicament, consiste à se présenter chaque jour, à des heures régulières, à la garde-robe. Le régime a aussi son importance; légumes, laitage. Si ces moyens ne suffisent pas, on arrivera facilement à régulariser les selles et à se rendre maître de la constipation en prenant chaque matin, à jeun, et cela pendant huit à dix jours, un verre de tisane de feuilles de frêne. (Voir le mot *Purgatif.*)

Pour les enfants en bas âge, le meilleur remède est simplement une cuillerée à bouche d'huile qu'on leur donne le matin à jeun. (Voir Table des Matières : *Constipation.*)

Nous conseillons vivement aux personnes qui souffrent habituellement de la constipation de prendre tous les matins, au saut du lit, pendant cinq à six jours de suite, un verre d'eau fraîche avec des graines de lin.

Le soir, avant de se coucher, mettre dans un verre d'eau une bonne cuillerée à bouche de graines de lin, bien couvrir le verre, et le matin agiter fortement et avaler l'eau et les graines sans les mâcher. Résultats certains. Cesser quand on ira à la selle plus de deux fois par jour.

Pour les personnes qui peuvent dépenser quelques sous, nous ne saurions trop recommander les *Graines de Longue Vie* (voir Table des Matières), ces graines naturelles, beaucoup plus petites, plus faciles à digérer, plus agréables à prendre que les graines de lin, donnent aussi des résultats bien supérieurs, mais elles ont le défaut de coûter presque trois fois plus cher, à cause de leur rareté.

Beaucoup de personnes nous écrivent chaque jour pour nous remercier de ce que, avec le *Thé des Chartreux* (voyez Table des Matières), elles se sont guéries radicalement et en peu de jours, de la constipation la plus opiniâtre.

Nos lecteurs ont l'embarras du choix, qu'ils soient au moins bien persuadés que, si nous nous permettons de leur conseiller quelques *spécialités*, ce n'est pas dans un esprit de lucre, mais uniquement pour leur être utile.

CORS AUX PIEDS, ŒILS DE PERDRIX DURILLONS, OIGNONS, etc.

On prend l'oignon de lys (soit des jardins, soit des vallées), on le pile et on l'applique en guise de pommade sur le cor. Ce remède a guéri beaucoup de personnes qui avaient expérimenté des milliers de remèdes sans succès.

Un autre remède bien simple et qui donne toujours de très bons résultats, consiste à faire tremper dans un demi-verre de très fort vinaigre, et cela pendant une journée, des feuilles de lierre grimpant ou même des queues de poreau (vert du poreau), retirer du vinaigre lesdites feuilles ou queues de poreau, et, après avoir bien lavé le cor, en appliquer un morceau (toujours bien mouillé de vinaigre) sur la callosité; avec une bandelette de toile, l'attacher pour la maintenir jusqu'au lendemain matin.

On enlève la bandelette et la feuille ou vert de poreau et avec l'ongle on fait disparaître le cor, qui est complètement ramolli.

Avoir soin de bien presser avec le doigt pour voir s'il ne reste pas quelque parcelle de pointe ou racine du cor. Si on ne sent aucune douleur, la guérison est complète ; si, au contraire, on éprouve la moindre douleur, ce qui indique qu'il y a encore des parcelles de racine, on frotte vivement avec un petit morceau d'oignon de lys sur la place qu'occupait le cor.

Au bout de deux minutes, il ne reste plus aucune trace de callosité et la guérison est radicale.

Enfin la joubarbe (artichaut sauvage, poussant sur les toits et les vieux murs) est un remède bien populaire contre les cors aux pieds.

On applique la feuille, après l'avoir dépouillée de la petite peau qui la recouvre, sur le cor que l'on veut détruire; on renouvelle tous les soirs cette application. Au bout de quatre jours, un coup d'ongle fait disparaître le cor après un bain tiède.

Nous ne saurions trop conseiller le *Spécifique Peyronnet*, pour les cors, les ampoules, les écorchures, etc.

(Voir Table des Matières.)

CORYZA ou RHUME DE CERVEAU

Les causes du coryza sont le froid aux pieds, le froid subit à la tête, provenant du passage brusque d'une température chaude à une température froide. On s'en préserve en ayant soin de se laver tous les matins la figure à l'eau froide, et mieux encore tout le corps. Néanmoins, lorsqu'on n'a pu l'éviter, nous conseillons ce qui suit :

1° Coupez un citron en deux; pressez-en la moitié dans le creux de votre main et reniflez-en fortement le jus; après avoir éternué, faites-en de même de l'autre moitié.

On guérit ainsi le rhume de cerveau et on prévient presque toujours l'érésypèle et le rhume de poitrine.

2° Se graisser le nez, en se couchant, avec du suif, et boire deux bols d'infusion de sureau, afin de provoquer la transpiration; le lendemain, éviter le passage subit d'une température chaude à une température opposée et continuer jusqu'à guérison complète.

COUPURES, BLESSURES

A moins de coupures graves, ou de blessures, qui nécessitent toujours l'intervention du médecin, la seule marche à suivre est celle-ci : laisser saigner un peu, sans forcer; laver avec de l'eau tiède additionnée de quelques cuillerées d'eau boriquée, sécher en essuyant, rapprocher les bords de la plaie et les maintenir réunis à l'aide de petites bandelettes de sparadrap, recouvrir d'ouate hydrophile boriquée, enfin consolider à l'aide d'une bande de toile; arroser ensuite, de temps en temps, avec l'eau boriquée.

COURBATURE

Sensation de brisement dans tous les membres, extrême lassitude, quelquefois signe précurseur d'une maladie plus ou moins grave. Sauf ce dernier cas, qui nécessite l'intervention du médecin, la courbature se guérit surtout par le repos, des grands bains tièdes, des boissons sudorifiques (tisane de tilleul et de bourrache), des frictions et le massage.

LE CROUP DES ENFANTS, LA COQUELUCHE ET LA GRIPPE

Vous la connaissez, la hideuse maladie. Dieu a béni ceux d'entre vous qui n'ont pas vu un pauvre petit être saisi par le monstre; son pauvre visage devenait violet, quelques cris rauques d'abord, puis plus rien; l'étouffement s'était produit et l'ange était remonté au Ciel.

Et la douloureuse mère avait assisté impuissante à la terrible agonie.

Cependant elle avait le remède sous la main.

Plus d'opération chirurgicale, point de bistouri enfoncé dans la gorge de l'être adoré; non, rien qu'une piqûre insignifiante à la hanche, une injection sous-cutanée de sérum du Dr Roux, point douloureuse, et voilà que, au bout de peu d'instants, les fausses membranes se déchirent, disparaissent, l'air passe, l'enfant respire, il est sauvé.

Mères, vous n'avez donc plus à craindre le croup, la bête n'a plus de griffes maintenant, le Dr Roux les lui a coupées. On guérit le croup comme une maladie ordinaire : ne pleurez plus, ne tremblez plus, soyez tranquilles.

Dans les principales villes, le traitement du Dr Roux est gratuit, s'adresser pour cela à la Mairie.

Si vous ne pouvez pas vous procurer ce remède, voyez ce que nous avons dit à l'article *Croup et Angine*, et voici quelques autres moyens de guérir ces terribles maladies pour lesquelles il faut, si possible, appeler le médecin.

Voici un remède d'une simplicité parfaite contre cette terrible maladie; il est d'un usage courant en Alsace où on le connaît depuis des siècles.

Prenez quatre ou cinq poireaux moyens : faites-les cuire dans trois litres d'eau, puis filtrez le liquide; ajoutez-y une livre de sucre en poudre et faites réduire des deux tiers sur le feu.

Il s'est formé une espèce de sirop dont il faut donner aux enfants une cuillerée à bouche toutes les demi-heures.

Autre. — Délayez de la fleur de soufre dans un verre d'eau, une cuillerée à café, et faites boire une cuillerée à bouche du mélange de demi-heure en demi-heure.

Dans tous les cas, on fera très bien de mettre un peu de térébenthine et du goudron végétal dans un vase quelconque, le faire bouillir sur une lampe à esprit-de-vin jusqu'à ce que la chambre soit remplie de vapeur. (Voir Table des Matières.)

CROUP ET ANGINE

Le croup est caractérisé par la présence de peaux ou *fausses membranes* qui se développent dans la gorge et le larynx. La marche de cette grave affection est très rapide, aussi conseillons-nous de ne jamais négliger les maux de gorge et d'appeler le médecin au plus tôt.

Les symptômes du croup sont les suivants : au début, mal de gorge accompagné de fièvre, amygdales gonflées et recouvertes de plaques blanchâtres. Ces plaques existent au fond de la gorge; la voix est rauque. Plus tard surviennent des accès de suffocation, la respiration est sifflante, le malade rejette des débris de fausses membranes, il conserve toute sa connaissance.

Les premiers soins, en pareille circonstance, consistent dans l'emploi de vomitifs, que l'on pourra au besoin répéter. Après le vomitif, si l'on se trouve éloigné de tout médecin, on badigeonnera les surfaces malades avec un pinceau imbibé de jus de citron ou d'eau phéniquée, ou bien encore une dissolution concentrée de chlorate de potasse ou d'alun.

DARTRES, ECZEMA

Inflammation chronique de la peau, non parasitaire, ni spéciale à un état maladif particulier. Cette affection indique généralement un mauvais fonctionnement des voies digestives. Aussi on guérit, en purgeant le malade, en lui faisant prendre tous les matins à jeun, un verre de *Thé des Chartreux*; en lui donnant à boire des tisanes dépuratives (houblon, salsepareille, douce amère, etc.) surtout en lui recommandant d'éviter tout excès.

Extérieurement, frictions avec une pommade antidartreuse appropriée, ou lavage avec la tisane de sauge (voir cette plante).

DENTS

Nettoyage des dents. — Employez toujours pour le nettoyage de vos dents, l'*Elixir merveilleux* que vous préparez vous même d'après la formule suivante :

Semence d'anis.	32	grammes.
Clous de girofle.	8	—
Cannelle.	8	—

Pilez soigneusement ces différentes choses et mettez-les infuser 8 jours dans un litre d'eau-de-vie; au bout de ce temps, ajoutez un gramme et demi essence de menthe poivrée et quatre grammes teinture d'ambre, passez bien le tout et vous pourrez nettoyer vos dents, leur conserver l'émail et raffermir les gencives. Se servir d'une brosse peu dure et bien mieux encore d'un morceau de coton ou ouate que l'on imbibe dans le liquide. Puis se gargariser la bouche avec de l'eau fraîche dans laquelle on mettra quelques gouttes de cet élixir.

Voir à la Table des Matières notre *Dentiline*, ce produit est un véritable trésor pour toutes les personnes qui tiennent à leurs dents et à la propreté de leur bouche. Nous le recommandons et en garantissons l'efficacité.

Guérison des maux de dents. — Les maux de dents sont ordinairement de simples névralgies, semblables à celles qui se produisent dans d'autres parties du corps. Mais ces douleurs peuvent aussi être causées par l'inflammation de la substance *interne* de la dent ou de la membrane qui entoure la racine et qui se nomme *périoste*. Dans ce dernier cas le remède qui soulage souvent le mieux consiste à tenir sans cesse la bouche pleine *d'eau froide*, qu'on renouvelle jusqu'à ce que la douleur soit calmée. Si l'eau plus ou moins froide augmente la douleur, c'est qu'il ne s'agit pas d'inflammation, mais de névralgie : alors, c'est la chaleur qui soulage et on peut se gargariser avec de l'eau chaude, ou mieux avec la décoction de pavot et de guimauve.

Pour préparer l'eau de pavot, on en met quatre grosses têtes brisées dans un litre d'eau et on fait bouillir pendant vingt minutes. Après avoir retiré le pavot cuit, on fait bouillir la racine de guimauve dans cette eau, de manière à la rendre grasse et émolliente. On emploie cette décoction tiède en gargarisme. Elle est très efficace dans toutes les inflammations douloureuses de la bouche. Ne pas l'avaler, mais seulement se gargariser.

Si la dent douloureuse est cariée, le mal peut de même être névralgique ou inflammatoire, ce qui se reconnaîtra à l'épreuve de l'eau froide. Si le mal n'est pas dû à l'inflammation, on le calmera sûrement en bouchant la cavité de la dent avec une boulette de coton imbibée de l'un ou de l'autre des nombreux liquides recommandés pour le mal de dents, tels que : l'essence de girofle, l'eau de Cologne, l'éther, ou mieux encore, avec du chloroforme qui est très efficace.

On parvient, quelquefois, à calmer les rages de dents névralgiques en mettant dans l'oreille, un tampon de coton imbibé d'*éther*. Il faut avoir soin d'appuyer aussitôt la main sur l'oreille, pour empêcher l'évaporation du liquide. On peut d'ailleurs renouveler cette opération plusieurs fois de suite. A défaut d'éther, on peut employer, de la même manière, un liquide alcoolique très fort, comme l'eau de Mélisse, l'eau de Cologne, le rhum, quoique ces liquides soient moins efficaces que l'éther.

Un remède bien simple et qui cependant donne de bons résultats, consiste à faire bouillir pendant 20 minutes, dans un demi-litre de vin rouge ou blanc, une bonne poignée de feuilles de lierre grimpant (à défaut de lierre, 4 à 5 têtes de pavot), y ajouter une forte pincée de sel de cuisine, passer avec un linge et se gargariser la bouche, du côté où les dents font mal, avec une cuillerée de cet élixir et cracher après quelques minutes. Cet élixir peut se conserver en bouteille.

Il arrive assez souvent que le mal de dent cesse en se gargarisant la bouche avec un verre de vinaigre bien salé.

Nous osons dire en terminant, que les personnes sujettes souvent aux maux de dents, nous sauront gré de leur avoir indiqué le *Calme-Douleurs* qui sera pour elles un vrai trésor dont elles ne se sépareront plus.

Dans l'intérêt de nos lecteurs, nous les conjurons de se méfier de tous les produits tant vantés pour les dents, beaucoup sont dangereux et très peu sont efficaces. Pour leur être utile, nous préparons avec tous les soins possibles un produit que nous garantissons. (Voyez Table des Matières *Dentiline.*)

DIARRHÉE, DYSENTERIE

Fréquence et abondance des selles, plus liquides que normalement, glaireuses, douloureuses et quelquefois sanguinolentes. Ventre douloureux, coliques et nausées.

TRAITEMENT : Purgatifs légers ; régime alimentaire très surveillé ; ceinture de flanelle ou cataplasmes chauds sur le ventre. Puis boissons stimulantes à la mélisse ou à la menthe, avec thé au rhum ; se tenir au chaud, éviter l'humidité.

On se procure chez un pharmacien ou un herboriste 25 grammes d'écorce de racine de simarouba (le simarouba, simaruba, est un arbre qui pousse en Guyane) que l'on fait bouillir dans un litre de vin jusqu'à réduction de moitié. Boire un verre le matin et un le soir, à jeun. Guérison en 24 heures.

Dans certains cas, cette tisane provoque des vomissements, c'est quand il s'agit de dysenteries glaireuses ou bileuses si communes dans les climats chauds. Alors la guérison est encore plus rapide.

Contre tous les genres de dysenterie, voici deux remèdes nouveaux et infaillibles :

1° *Pour les grandes personnes.* — Faire bouillir ensemble un verre d'eau et deux verres de fort vinaigre jusqu'à réduction de moitié ; boire froid, le matin à jeun, en deux fois et à vingt minutes de distance ;

2° *Pour les enfants.* — Un blanc d'œuf délayé dans de l'eau sucrée ; enfin dans le courant de la journée, leur donner de la tisane de riz.

Quand, par suite de la dysenterie, les douleurs de ventre sont trop vives, mettez un cataplasme d'huile de camomille. (Voir *Camomille.*)

DOULEURS

Dans une infinité de régions, on guérit les douleurs fixes, localisées telles que : lumbago (douleur dans les reins), douleur dans un genou ou sur les épaules, etc., avec des feuilles de choux que l'on fait bouillir avec du lait jusqu'à ce que lait et choux ne forment qu'une marmelade que l'on étend sur un morceau de toile ou de flanelle et que l'on applique ensuite bien chaud, sur la partie souffrante. Quand on enlève cet emplâtre au bout de 10 heures, la douleur est disparue.

Pour les douleurs rhumatismales, la goutte, les névralgies, etc., voir ces mots.

En général les douleurs de tout genre se guérissent en employant : 1° de légers purgatifs (voir *Thé des Chartreux* à la Tables des Matières); 2° Avec des frictions de *Graisse de Marmotte* (voir la Table des Matières). Il faut les deux en même temps.

ENGELURES, GERÇURES, CREVASSES

Prendre un pied de céleri tout entier, le faire bouillir une heure dans environ trois litres d'eau. Bien laver soir et matin, avec cette tisane les parties malades. Guérison en 6 à 8 jours.

Autre remède : Dans un litre de lait faites bouillir environ dix minutes une grosse poignée de feuilles de bouillon-blanc. Avant de vous mettre au lit lavez bien les parties malades et ne les séchez pas.

Vous obtiendrez un soulagement dès la première fois et en moins de huit jours vous serez radicalement guéri.

ENTORSES, FOULURES, etc.

Pour empêcher l'enflure, il faut aussitôt l'accident arrivé plonger pendant quelque temps la partie blessée dans de l'eau froide dans laquelle on fait dissoudre trente grammes d'extrait de Saturne, puis l'envelopper de compresses d'eau-de-vie camphrée. Quand on a pu éviter l'enflure, on combat l'inflammation avec des émollients, tels que cataplasmes de farine de graine de lin ou de racine de guimauve. Le repos complet de la partie malade est nécessaire, ainsi que la diète et les boissons rafraîchissantes.

MAUX D'ESTOMAC

Tous les maux d'estomac à leur début disparaîtront en peu de jours, si après chaque repas principal, vous avez soin de prendre une infusion de serpolet au lieu de café ou de thé. On prépare les infusions de serpolet comme le tilleul ou le thé. Ces infusions peuvent être sucrées et on fera même bien d'y ajouter quelques gouttes de bon rhum ou kirsch.

Nous ne saurions trop recommander les infusions de pariétaire ou de fumeterre. Un verre pris le matin à jeun fait disparaître en cinq ou six jours les biles et la pituite ainsi que les aigreurs, redonne l'appétit perdu.

Beaucoup de personnes à Marseille et dans le Midi emploient le marrube blanc (mont blanc ou bon blanc). On fait infuser 40 ou 50 grammes de cette plante dans un litre d'eau et on en boit un verre le matin à jeun, un à midi et un le soir une demi-heure avant le repas.

Il ne faut boire que neuf verres de tisane, c'est-à-dire trois jours seulement, de suite.

Dans tout le centre de la France, on guérit les maux d'estomac de tous genres en buvant le matin à jeun, pendant 8 à 10 jours, un gros verre de tisane de millepertuis. Pour cela, en faire bouillir une grosse poignée dans un litre d'eau jusqu'à réduction à un grand verre ; passer et boire froid sans sucre.

Nota. — Toute personne qui souffre de l'estomac doit prendre de temps en temps de légers purgatifs et soigner sa nourriture ; éviter tout ce qui est indigeste, ne pas faire abus du tabac ni de l'alcool.

Si vos moyens le permettent, boire comme digestif, après chaque repas, un petit verre d'*Elixir de Longue-Vie*. (Voir Table des Matières.)

L'embarras gastrique, se manifeste par un malaise général, avec perte d'appétit et dégoût des aliments ; bouche amère et pâteuse, langue épaisse et couverte d'un enduit jaunâtre ou blanchâtre. Nausées et parfois léger mouvement fébrile.

Dans ce cas, prendre un léger purgatif salin ou une limonade purgative ; diète et boissons rafraîchissantes, telles que citronades, orangeades (voir ces mots). Se traiter ensuite comme il est dit plus haut pour l'estomac.

FLUXION DE POITRINE
REFROIDISSEMENTS, PLEURÉSIES

En général, cette maladie s'annonce par des frissons, des vomissements sanguinolents, un malaise général, la fièvre et une douleur sur le côté. Dans ce cas il faut se hâter d'envoyer chercher le médecin si possible.

En son absence, faire transpirer le malade au moins pendant une demi-heure. Tisane de bourrache, fleur de sureau, etc.

Puis employer l'un des remèdes suivants :

Prenez des feuilles de choux blanc et des poireaux, faites-les cuire dans la poêle avec de fort vinaigre et appliquez sur le côté malade. On dit que cela enlève bien vite le point de côté.

Autre : Donner à boire une forte tisane de bourrache mélangée, si possible, avec du serpolet. Pour faire la tisane, se servir de vin au lieu d'eau.

Faire transpirer fortement pendant 25 à 30 minutes le malade après lui avoir donné un grand bol de la tisane ci-dessus.
Entourer ensuite ses reins avec un drap de lit chaud ou plusieurs serviettes et frotter vivement avec deux fers à repasser bien chauds (ou à défaut de fers avec deux pierres chaudes) les côtés du malade afin de faire disparaître les points en ramenant la circulation du sang.

FURONCLE ou CLOU

Petite tumeur rouge, chaude, dure, douloureuse, contenant une humeur séro-sanguinolente et un bourbillon. L'anthrax n'est qu'une collection de furoncles réunis.
Pour arrêter le furoncle au début, on peut essayer de quelques applications de teinture d'iode, recouvertes d'ouate hydrophile. Si la chose n'est plus possible, on hâte la maturation par les bains tièdes, les cataplasmes de farine de lin, ou de mie de pain, ou de lait.
Généralement, un clou ne vient jamais seul; le malade fera donc bien de suivre un traitement dépuratif et tonique.

GOUTTE

Maladie caractérisée par l'engorgement et la déformation des articulations. (Voyez pour le traitement *Bardane.*)

MALADIE DE LA VESSIE, PIERRE, GRAVELLE, etc.

Dans deux litres d'eau, faire bouillir pendant vingt minutes une grosse poignée de tête de poireau (tout le blanc) avec une grosse poignée de queues de cerises, ajouter gros comme une noix de beurre frais et une pincée de sel. En boire un grand bol tout les matins à jeun en guise de bouillon et manger, si possible, les poireaux.
Quand on a soif, dans la journée, boire des tisanes de pariétaire (voir ce mot à la 2e partie).
Comme la constipation entre pour beaucoup dans cette maladie avoir soin de combattre en même temps cette affection. (Voir pour cela ce que nous disons au mot *Constipation.*)
Ne boire et ne manger que du rafraîchissant; éviter tout ce qui fatigue l'estomac.
La vie sédentaire est contraire à cette maladie; faire du mouvement la plus grande partie de la journée.
Ne jamais boire de l'eau filtrant à travers des terrains calcaires et avoir soin de bien filtrer même la meilleure eau.

HÉMORROIDES

Tumeurs dues à la dilatation anormale des veines au pourtour de l'anus. On les évite en allant régulièrement aux cabinets et en n'y restant pas trop longtemps. Elles donnent souvent lieu à un écoulement de sang qui est plutôt bienfaisant, s'il n'est pas trop abondant, mais parfois elles sont le siège de douleurs très vives. Régime sévère, pas d'excitants, bains locaux froids.

(Voir à la Table des Matières le traitement à suivre : *Pommade végétale.*)

HERNIES, EFFORTS

Grosseur formée par la sortie d'un viscère hors de la cavité qui le renferme, à la suite d'un effort, et par suite de la rupture des enveloppes naturelles qui le contiennent ordinairement. Le seul moyen de traitement est de porter un bandage contentif approprié.

(Voir à la Table des Matières : *Pommade Herniaire.*)

INDIGESTIONS

Sensations de pesanteur, de plénitude, avec douleur et chaleur au creux de l'estomac ; dégoût et nausées, hoquet, rapports acides, fétides ; puis vomissements alimentaires aigres ; mal de tête ; douleurs vagues dans les membres.

Faciliter les vomissements ; donner au besoin un gramme de poudre d'ipéca ; calmer les coliques par des cataplasmes ; infusions de thé, de camomille, de mélisse, par petites tasses.

INFLUENZA

Voir *Fluxion de Poitrine, Refroidissement,* etc.

MAUX DE TÊTE

Les maux de tête proviennent presque toujours de l'estomac ; aussi c'est ordinairement en soignant l'estomac que l'on guérit la tête. Infusion de serpolet, un verre d'eau fraîche avec quelques gouttes de bon vinaigre, etc.

Quand le mal ne provient pas de l'estomac, on le calme en faisant une application d'eau sédative sur le front, ou bien en partageant un citron en deux et en appliquant une moitié sur la tempe droite et l'autre sur la gauche. On maintient le tout avec un foulard dix à quinze minutes.

Voir aussi la graine de nielle à l'article *Migraine*.

Aux personnes sujettes souvent à des maux de tête, nous ne saurions trop leur recommander le *Calme-Douleurs*, voir cet article à la fin de la brochure. C'est une bien minime dépense en raison des services qu'il leur rendra. (Voir Table des Matières).

MAUX D'YEUX

Contre tous les maux d'yeux, en général, nos ancêtres employaient le grand plantain (vulgairement appelé : plantain des oiseaux, queue de rat, herbe des cinq côtes).

On en prend un gros paquet (racines, tiges, feuilles, toute la plante), et, après l'avoir bien lavé, on le fait bien bouillir pendant une demi-heure, dans un litre de vin rouge ou blanc.

D'un autre côté, on fait bouillir pendant cinq minutes, dans un demi-litre, une bonne poignée de feuilles de roses. Ajoutez une bonne cuillerée à café de sel de cuisine.

Après avoir passé ces deux tisanes, on les mélange ensemble et l'on a l'*Eau divine* pour les yeux. Un litre environ. Tenir la bouteille bien fermée.

Pendant 6 à 8 jours, soir et matin, avant de se coucher et au saut du lit, faire tiédir quatre cuillerées à bouche de cette tisane, la mettre dans un verre ordinaire et l'appliquer sur l'œil malade, puis bien bassiner, c'est-à-dire remuer vivement la tête dans tous les sens, pour que l'œil, que l'on tient le plus possible ouvert, soit bien lavé pendant 4 à 5 minutes. Au bout de 6 à 8 jours, guérison.

MIGRAINE

Un verre de café noir très fort dans lequel on ajoutera le jus d'un citron et que l'on boira par petites gorgées, donne, ordinairement, de bons résultats.

Il y en a même qui se trouvent fort bien d'une infusion de tilleul (20 gr. pour un litre) avec de la bonne fleur d'oranger, prise de la même manière.

D'autres prennent cinq grammes de poudre de racines de valériane, la dissimulent dans un peu de miel et l'avalent. J'ai connu des personnes qui préféraient cela aux cachets d'antipyrine et disaient en obtenir un meilleur résultat.

Pour quelques personnes, l'antipyrine est un bon remède : un cachet d'un gramme suffit habituellement à faire disparaître l'accès. Mais il ne faut pas en abuser : ne jamais dépasser six cachets dans les 24 heures, sans le consentement de votre médecin.

Un remède nouveau et qui donne des résultats merveilleux, puisqu'il coupe l'accès de la migraine en un quart d'heure, consiste à prendre toutes les cinq minutes une bonne prise de poudre de nielle (plante qui pousse dans les blés). On prend pour cela les graines de cette plante et, après les avoir réduites en poudre, on s'en sert comme du tabac à priser.

Nous ne saurions trop recommander aux personnes sujettes à la migraine de lire ce que nous disons à la dernière page de cette brochure au sujet du *Calme-Douleurs*. Nous les engageons vivement à se le procurer, car avec une simple friction sur le front, les tempes et le pourtour des oreilles, en moins de 30 secondes il domine vos sensations, il stupéfie la douleur par des sensations contraires et l'accès cesse.

PIQURES ET MORSURES

DES VIPÈRES, ABEILLES, GUÊPES, FRELONS, TAONS MOUCHES CHARBONNEUSES, ARAIGNÉES, ETC.

Voir : *Abeilles*.

NÉVRALGIES

Douleur suivant le trajet d'un nerf, continue et paroxystique, avec des points fixes, accompagnée de divers troubles, quoique sans altération des tissus nerveux.

Si elles sont faciales, s'assurer qu'elles ne sont pas occasionnées par une dent cariée, et alors faire soigner la dent par un dentiste. Pour calmer la douleur, se servir du *Calme-Douleurs japonais* (voir la Table des Matières), c'est le meilleur de tous les spécifiques connus.

PANARIS, TOURNIOLE, MAL BLANC MAL D'AVENTURE, FURONCLE

Le panaris est une tumeur qui se développe sur le doigt, il se manifeste par une douleur vive accompagnée d'une démangeaison et d'un gonflement rosé et luisant, qui est bientôt suivi du soulèvement de la peau et d'une humeur sanguinolente.

Il faut, de suite, retirer les bagues du doigt, sans cela, le doigt tomberait en gangrène.

Au début, tâcher de faire avorter le panaris; pour cela, bien souvent il suffit de prendre un œuf de poule frais, couper le bout de l'œuf, y enfoncer le doigt malade et attacher le tout avec un foulard, l'œuf est cuit en quelques heures par la douleur qui cesse bientôt, et le panaris n'a pas de suite.

Ordinairement, la douleur cesse en quelques minutes en trempant le doigt malade dans l'alcool camphré.

Un remède bien populaire dans les campagnes consiste à couper une grosse figue sèche en deux, la faire tremper dix minutes dans du lait tiède, et l'appliquer, côté chair, sur la partie malade; l'effet maturatif ne se fait pas attendre, et en continuant quelques jours ce traitement, le panaris disparaît sans laisser de traces.

Autre. — Mettre une sangsue à deux doigts de distance du panaris ou furoncle et bien faire couler le sang après.

Autre. — Piler de l'herbe de millefeuilles, en faire une pommade avec de la graisse douce et du camphre et en appliquer un cataplasme sur le panaris. Au bout de dix à douze heures, quand on le défait, le panaris sort comme un fil de laine de 40 à 50 centimètres de long. C'est le plus sûr remède.

Autre. — Faire tremper, pendant deux heures, dans de l'eau-de-vie très forte, un cigare de dix centimes. Bien envelopper la partie souffrante avec les feuilles du cigare. Soulagement instantané, guérison en peu de jours.

PERTES BLANCHES, FLUEURS BLANCHES

Il n'est pas de maladie qui fatigue plus la santé des femmes que les flueurs blanches; les fonctions digestives sont troublées, il en résulte de la faiblesse dans les membres, de la pâleur, les yeux sont fatigués, la tête est pesante; la malade a enfin une lassitude générale.

Traitement : Eviter la constipation; pour cela on prendra, de temps en temps, 1 ou 2 gr. de rhubarbe; injections toniques, matin et soir, avec de la poudre d'alun (10 gr.) ou de l'écorce de chêne (une poignée pour un litre d'eau), laisser bouillir cinq minutes et la prendre froide.

Pour favoriser les règles et supprimer les douleurs des premiers moments, on n'a qu'à boire une tisane de bourse à pasteur ou d'armoise (et si possible des deux herbes ensemble); puis prendre à jeun un bain de pieds avec du serpolet.

Ce même remède est aussi très vanté pour arrêter les pertes blanches ou sanguines.

Toutefois, le meilleur remède connu pour couper les pertes est le suivant :

Le soir, avant de vous mettre au lit, faites bouillir un verre de lait, mélangez-y 10 grammes d'essence de lavande et faites une injection. Faites-en autant le lendemain et la guérison sera radicale.

A défaut d'essence de lavande, on peut la remplacer par 5 à 6 gouttes de laudanum. (Se servir du laudanum avec beaucoup de prudence, car c'est un poison.)

(Voir Table des Matières.)

Ne pas oublier que les pertes et flueurs blanches proviennent de la faiblesse. Il faut donc fortifier le malade pour que la guérison devienne complète et définitive. (Voir pour cela le mot *Fortifiant.*)

PHTISIE

Pour cette terrible maladie, le remède est enfin trouvé. (Voyez à la Table des Matières la découverte merveilleuse des dragées Peyronnet.

PITUITE

Voir *Estomac, Embarras gastriques,* etc.

PLAIES

Voir *Bardane, Plantain, Millefeuilles.*

TABLEAU DES POISONS

Par Ordre Alphabétique

ET DES CONTREPOISONS QUI DOIVENT ÊTRE ADMINISTRÉS

POISONS	CONTREPOISONS
Acides.............	Eau magnésienne ou eau de savon en abondance.
Acide prussique...	Faire des compresses d'eau chlorée.
Antimoniaux.......	Tannin, décoction concentrée de noix de galle de quinquina, d'écorce de chêne.
Arsenicaux.........	Faire vomir; hydrate de peroxyde de fer délayé dans de l'eau sucrée, puis magnésie.
Belladone..........	Faire vomir; café, vin.
Brome..............	Légère décoction d'amidon.
Cantharides........	Eau de graine de lin en quantité, bains prolongés, potion camphrée, injections mucilagineuses dans la vessie.
Champignons.......	Faire vomir; décoction de noix de galle, eau vinaigrée.
Chlore..............	Blanc d'œuf dissous dans l'eau (une dz.)
Ciguë et Digitale...	Faire vomir; café, vin.

Eau de Javol.......	Blanc d'œuf dissous dans l'eau (une dz,)
Iode................	Légère décoction d'amidon.
Mercuriaux........	Faire vomir ; eau albumineuse ou persulfure de fer hydraté, qui est un antidote de la plupart des poisons métalliques.
Nitrate d'argent....	Eau salée en abondance (sel marin).
Opium et ses composés, laudanum, etc.	Décoction concentrée de noix de galle, puis une forte infusion de café et exercices le plus possible.
Phosphore.........	Faire vomir ; puis magnésie calcinée en quantité.
Sels de plomb......	Sulfate de potasse, de soude, de magnésie.
Sulfate de quinine .	Vins généreux, café.
Sulfate de zinc.....	Lait en abondance.
Stramoine..........	Faire vomir ; café, vin.
Strychnine.........	Insufflation d'air dans les poumons pour éviter l'asphyxie ; decoction de quinquina.
Vert-de-gris.......	Faire vomir ; eau albumineuse ou mieux persulfure de fer hydraté.

Premiers secours contre un poison inconnu

1° Pour faire évacuer le poison, on aura recours aux vomitifs (émétique, ipécacuanha), qui devront être administrés le plus rapidement possible.

A défaut de vomitifs, on peut provoquer les vomissements en donnant beaucoup d'eau tiède et en enfonçant les doigts dans la bouche.

Quelquefois les vomissements sont causés par le poison, dans ce cas on les facilite par l'administration de l'eau tiède,

Lorsque l'estomac a été débarrassé par les vomitifs, on débarrassera l'intestin par un purgatif ; pour cela, on donnera au malade deux ou trois cuillerées à bouche de magnésie calcinée délayée dans de l'eau sucrée, puis on administrera un lavement purgatif (lavement avec trois cuillerées à bouche de glycérine dans un demi-litre d'eau ou huile d'olive et eau).

2° Comme contrepoison, en l'absence de tout renseignement, on pourra donner du lait et de l'eau albumineuse qui se prépare de la façon suivante :

Prenez six blancs d'œufs et un litre d'eau, battez les blancs d'œufs avec une petite quantité d'eau, ajoutez le reste de l'eau. On peut encore donner de la magnésie calcinée délayée dans de l'eau sucrée.

Si on n'a pas d'œufs sous la main pour faire l'eau albumineuse, délayer dans de l'eau ou du lait une poignée de farine et administrer au malade.

PURGATIFS

Dans presque toutes les maladies, la liberté du ventre est indispensable pour obtenir une amélioration, se purger fait toujours du bien et jamais du mal.

1° Purgatif pour les enfants (de 1 mois à 15 mois) : Rien de mieux que de sucrer simplement leur lait avec du bon miel.

On peut aussi leur donner, de temps à autre, une bonne cuillerée à bouche de bonne huile d'olive.

Un lavement à l'huile d'olive (ou de foie de morue s'ils ont les vers) les soulage en quelques minutes; l'huile doit être légèrement tiède.

De 15 mois à 10 ans, on peut employer les mêmes purgatifs que pour les grandes personnes, en ayant soin de proportionner la dose à l'âge.

2° Pour les grandes personnes : Le meilleur de tous les purgatifs connus, ne donnant ni tranchées, ni malaise, ni inflammation, est le suivant : feuilles de frêne, une bonne poignée (fraiches ou sèches, mais bien conservées), les faire bouillir, dans un demi-litre d'eau, dix minutes, passer la tisane, ajouter une cuillerée d'huile d'olive et le jus d'un citron, boire le tout à jeun et prendre, une demi-heure après un bouillon d'herbes (de préférence des feuilles de chicorée sauvage, eau et huile d'olive). Ce purgatif est rafraichissant et hygiénique.

Autre. — Trois grammes de poudre de rhubarbe délayée dans un bol de bouillon d'herbes.

Autre. — Follicules de sené, 8 grammes, faire infuser dans un demi-litre d'eau, ajouter 10 grammes de sulfate de soude et le jus d'un citron. Boire un verre au saut du lit et un verre une demi-heure après. Ce purgatif est recommandé aux personnes qui souffrent de l'estomac et surtout des biles.

Autre. — Très facile à prendre et recommandé : le soir, en vous couchant, mettez dans un bol d'eau 8 à 10 grammes de sené. Le matin, passez cette infusion, faites-la bouillir et ajoutez du café moulu en quantité suffisante pour avoir ainsi une grande tasse de café. Sucrez et buvez.

Autre. — L'huile de ricin (50 à 60 gr. pour une personne forte, 25 à 50 pour les faibles, 5 à 10 pour les enfants) est un excellent purgatif, mais il fatigue et donne des tranchées.

Pour se purger par des lavements : Pour les douleurs que l'on éprouve souvent dans le ventre, un lavement composé de 500 grammes de décoction de pavot, de 1 gramme de camphre et d'un jaune d'œuf est excellent.

Les lavements avec 5 grammes de camomille dans 500 grammes d'eau sont calmants.

Comme lavement laxatif, rien de mieux qu'un demi-litre d'eau dans laquelle on a fait dissoudre deux cuillerées de bon miel avec une poignée de sel de cuisine.

Pour la dysenterie ; eau, camphre et jaune d'œuf.

Comme rafraîchissement : guimauve et eau de son avec de la tisane de citrouille, la passer avant avec un linge fin.

RAGE

A la suite des cas d'accidents causés par les chiens enragés dans certaines localités, nous croyons utile de mettre sous les yeux de nos concitoyens l'observation médicale suivante, due à M. le docteur Andrac, de Saint-Julien (Vidauban) :

« J'ai lu l'autre jour, disait-il, qu'un chien enragé avait mordu plusieurs personnes. Si toutefois il arrivait à votre connaissance que la rage s'est déclarée chez ces malheureux, vous leur rendriez peut-être un grand service en engageant les parents à essayer de suite une infusion de genêts d'Espagne.

« Pendant le cours de ma carrière médicale, j'ai eu deux cas d'hydrophobie à soigner : une fille de 20 ans, sur laquelle la maladie était arrivée à sa dernière période ;et l'autre, un enfant de 14 ans, chez lequel l'envie de mordre était déjà avancée.

« Ces deux malades ont été entièrement guéris au bout de deux jours en continuant à prendre cette infusion.

« Le cas échéant, si l'on obtenait la même réussite, ce serait rendre grand service à l'humanité en la publiant. »

RHUMATISMES

Avec la recette suivante, on peut, en quelques heures, soulager ceux qui sont atteints de ces maladies terribles et en quelques jours les guérir.

Ce traitement est à suivre d'une manière très rigoureuse pendant trois jours de suite.

Le matin, au saut du lit, prendre un léger purgatif (voir *Purgatif*) et suivre les conseils donnés à ce sujet.

Vers les quatre heures du soir, se procurer un kilog. de poussière de foin (graines de fourrage, cent herbes), que l'on trouve au fond des crèches des bestiaux.

Commencer à les humecter un peu avec de l'eau bouillante,

puis les appliquer sur la partie souffrante et les y maintenir avec des bandelettes de toile.

Cet amalgame ainsi disposé, vous vous asseyez sur une chaise, vous posez les pieds sur un petit banc, vous couvrez bien vos jambes avec une ou deux bonnes couvertures, puis vous placez sous vos jambes un récipient d'eau bouillante que vous maintenez à l'état d'ébullition au moyen d'un réchaud quelconque.

Il faut que cette vapeur mette vos jambes en grande transpiration pendant au moins vingt minutes. Cette vapeur dissout en même temps les propriétés des plantes et les infiltre dans l'organisme par les pores.

Agir avec précaution pour ne pas se brûler.

Après l'opération, enlever les herbes, puis bien envelopper les parties malades avec de la laine non lavée ou au moins avec de la bonne flanelle bien propre. Eviter le froid et les courants d'air. Le premier jour on est soulagé, et le troisième la guérison est complète. (Voir Table des Matières.)

RHUME DE CERVEAU

Coupez un citron en deux; pressez-en la moitié dans le creux de votre main et renifiez-en fortement le jus; après avoir éternué, faites-en de même de l'autre moitié.

On guérit ainsi le rhume de cerveau et on prévient presque toujours l'érésypèle et le rhume de poitrine.

ROUGEOLE

Voir *Bardane* et faire ce qui est dit.

SAIGNEMENT DE NEZ

S'arrête souvent au bout de quelques instants sans aucun traitement. Avoir soin de ne pas se moucher. S'il devient abondant, exposer le malade à l'air frais, la tête élevée, appliquer sur le nez et sur le front des compresses d'eau froide ou glacée.

Une clef froide dans le dos réussit parfois.

Une pratique souvent efficace consiste à faire élever le bras correspondant à la narine qui saigne.

Des sinapismes aux quatre membres ou une ligature serrée au-dessus des genoux et des coudes, la compression de l'aile du nez du côté de l'écoulement, seront employés si les moyens précédents échouent. Se hâter alors de prévenir le médecin.

SOMMEIL

Voir *Cauchemars*.

VERRUES

Il y a une foule de moyens plus ou moins efficaces, pour débarrasser les mains des ennuyeuses et peu alléchantes verrues.

En voici un nouveau qui a le mérite primordial de la simplicité :

Faire macérer (tremper), pendant deux jours, l'écorce d'un citron dans un demi-verre de vinaigre très fort.

Presser l'écorce ainsi trempée pour en faire écouler le suc dans un verre propre et, avec le liquide obtenu, badigeonner les fâcheuses végétations deux ou trois fois par jour.

Au bout de quatre à cinq jours, les verrues disparaissent sans laisser de traces, car avec le bout de l'ongle on les fait sauter à tout jamais.

Nos ancêtres ne connaissaient pas ce remède. Ils employaient le lait que l'on trouve à la queue des figues non encore mûres, de la même façon que l'on emploie aujourd'hui le suc d'écorce de citron, et obtenaient un assez bon résultat.

D'autres mettaient simplement un peu de soufre sur la verrue, l'enflammaient et l'éteignaient à la première douleur avec de la salive appliquée fortement dessus. Ils extirpaient ensuite la verrue en la tordant.

Ce dernier remède exige beaucoup de précaution et de prudence. Nous conseillons vivement le premier.

VERS DES ENFANTS

Les vers que l'on rencontre le plus fréquemment chez les enfants sont :

1° Les Oxyures, tout petits vers dont la longueur est à peine de 1 centimètre.

2° L'Ascaride lombricoïde qui est moins fréquent, ce dernier a quelque ressemblance avec les vers de terre. Les vers se rencontrent non seulement chez les enfants, mais encore chez les grandes personnes.

Les signes qui dénotent leur présence sont assez peu caractéristiques; c'est l'examen attentif qui donnera les renseignements les plus certains à ce sujet. Cependant, on observe quelquefois chez les personnes qui ont des vers un cercle bleuâtre autour des paupières, des démangeaisons au nez et à l'anus, de la pâleur, de l'amaigrissement, l'haleine est fétide, aigre, etc.

Comme la présence de ces parasites peut occasionner des accidents assez sérieux, il faut les faire disparaître le plus tôt possible.

Voici quelques moyens :

Prendre dans un verre ordinaire deux cuillerées à bouche d'eau fraîche, un petit morceau de sucre et le jus d'un citron. Remuer le tout ensemble, on obtient une limonade délicieuse que tous les enfants boivent avec plaisir, soit au biberon, avec une cuillère à café ou même avec le verre.

On leur donne cette limonade à jeun.

Autre. — Cinq grammes de poudre de tanaisie que l'on fait macérer 12 heures dans un litre d'eau, deux cuillerées à bouche toutes les deux heures pendant une journée.

Nota. — Le meilleur produit pharmaceutique qui existe jusqu'à ce jour est, sans contredit, le *Sirop Souverain de Pivot* (voir l'article à ce sujet). Nous le recommandons avec plaisir aux mères de famille.

Autre. — Une petite infusion de semen-contra.

Autre. — L'ail est aussi un très bon vermifuge. Toutes les mères de famille savent l'employer. (Voir Table des Matières.)

VER SOLITAIRE, TŒNIA

Nos ancêtres guérissaient ces infirmités avec un remède bien simple et toujours efficace.

Après avoir purgé la personne, ils prenaient 60 grammes d'écorce de racine de grenadier sèche qu'ils faisaient bouillir dans un litre de vin, jusqu'à réduction de moitié, et, deux heures après la purge, le malade en buvait un verre. Si une demi-heure après il n'avait pas fait le ver, il buvait l'autre verre, prenait un purgatif dix minutes après et était bien vite débarrassé.

Pour les enfants, employez la même recette, mais au lieu de 60 grammes d'écorce de grenadier, ne mettez que 30 grammes et un demi-litre de vin.

Ce remède donne de bons résultats, mais il est un peu violent.

Nous conseillons de préférence le suivant, préconisé par M. Reimonencq, de Bordeaux :

Environ 200 graines de courge pelées, soit	40	grammes.
Huile de ricin...........................	30	»
Miel commun..............................	30	»

Monder les graines, les réduire en pâte, et ajouter l'huile et le miel.

Prendre le tout en une seule fois dans un grand verre de lait. (Il est bien entendu qu'il faut être à jeun.)

Deux heures après l'ingestion de cette préparation, on prend, dans un verre d'eau froide, un mélange composé de :

Huile de ricin............	30 grammes.
Miel commun..............	30 —

On y ajoute du jus de citron à volonté.

Ne pas manger et ne pas quitter la chambre, si au bout d'une heure le ver n'a pas été expulsé, on prend encore une forte purgation, par exemple 40 grammes d'huile de ricin, et on est vite débarrassé du ou des vers à la suite de coliques un peu vives.

Pour les enfants, diminuer la dose selon leur âge.

(Voir la Table des Matières : *Ver solitaire*.)

VICES DU SANG

Tout le monde sait que la base de la santé prospère et florissante repose uniquement sur la purification du sang bien faite et bien ordonnée.

Purifier le sang de toutes les aigreurs, des altérations particulières à chaque maladie, des altérations spéciales aux individus, et des altérations transmises par héritages ou causées par l'âge, le sexe et la constitution, voilà ce qui donne la force et la vie.

En effet, la constitution régulière, la véritable vie dépend de la force, de la richesse et de la *pureté du sang*. Després disait à juste titre : « On transmet aux enfants avec la vie un sang *faible* ou *vigoureux*, dont la pureté est la résultante du ferment vital, paternel ou maternel. »

Certes, c'est un cas très utile à noter que la transmission des parents aux enfants de l'altération du sang. En effet, de la pureté du sang dépend la *force vitale* de l'homme et de la femme, et de la vigueur des parents résultent la force et la vie des enfants.

Le rhumatisme, la goutte, la gravelle, la chorée, l'epilepsie, la folie, la syphilis, la phtisie, passent dans le sang pour reproduire la phtisie, la syphilis, la folie, l'epilepsie, la chorée, la gravelle et les rhumatismes, etc.

Dans toutes les maladies, il faut toujours chercher une cause innée, congénitale ou tardive, mais cette cause, quelle qu'elle soit, a toujours sa base dans le sang.

Aussi est-il nécessaire à chacun de comprendre que, pour guérir, il faut chasser le mauvais du sang, la corruption des humeurs, la bile, les acides qui sont la cause de la mort et que nous portons en nous sans le savoir.

Que de malades à sauver, s'ils voulaient nous écouter, saisir le moment opportun pour guérir, et quitter certains de ces traitements, de peu ou de nulle efficacité, qui durent des mois ou des années et dont les résultats consistent à jeter les malades dans la consomption et à les guider vers la tombe. (Voir notre *Dépuratif végétal*.)

Puissent les personnes maladives, faibles ou délicates, qui ont épuisé tous les moyens de guérison, nous écouter et suivre le traitement dépuratif! Ainsi elles chasseront le germe destructeur, la cause des maux dont elles souffrent.

Sans affaiblir et sans avoir besoin de droguer leur estomac, elles arrivent en peu de temps à l'état de santé le plus prospère et le plus florissant. Quiconque s'éloigne de notre principe entre dans la mauvaise route et languira, comme la plante dans un terrain aride, en attendant inévitablement la tombe.

A toutes ces personnes, nous ne saurions trop leur répéter que deux litres de *Liqueur divine* leur sauveraient la vie.

Pour recevoir franco par la poste tout ce qui est nécessaire pour deux litres, ainsi que l'instruction détaillée, il suffit de nous adresser (pour les frais divers) 1 fr. 50 en timbres-poste. C'est un petit cadeau que nous sommes heureux d'offrir à tous nos lecteurs.

Nous conseillons aussi, d'une manière toute spéciale, l'usage du *Thé des Chartreux*, et, en même temps, des *Graines de Longue-Vie;* tous ceux qui en ont essayé en font l'éloge. (Voir nos articles à ce sujet à la Table des Matières.)

LA PHARMACIE DU JARDINIER

Voici quelques renseignements qui permettront à nos lecteurs de faire le choix des légumes qui conviennent le mieux à leur tempérament :

L'*Ail* est un assaisonnement utile pour les personnes d'un tempérament pituiteux; il ranime l'appétit, donne plus d'activité aux estomacs engourdis.

L'*Artichaut* est fébrifuge, on se sert de la poudre de feuilles d'artichaut pour guérir certaines fièvres intermittentes. Quelques personnes boivent, dans le même cas, des infusions de feuilles fraîches ou desséchées, à raison de 15 à 30 grammes par litre d'eau bouillante. D'autres font bouillir la racine d'artichaut dans du vin blanc pour combattre l'hydropisie et la jaunisse.

L'*Asperge* jouit partout d'une grande réputation pour ses propriétés apéritives, diurétiques et calmantes.

La soupe aux asperges soulage dans les affections de la

vessie et certains rhumes, les racines sont diurétiques; les jeunes pousses ont une action calmante sur la circulation du sang et particulièrement sur les mouvements du cœur.

La *Bette* ou *Poirée* sert, dans les fermes, à envelopper le beurre. Ses larges feuilles sont émollientes et adoucissantes; elles entrent dans la confection des bouillons d'herbes. On en fait aussi des boissons employées contre les inflammations des intestins. Chacun sait que les feuilles s'emploient au pansement des plaies vésicatoires.

La *Betterave à salade* est un aliment sain et rafraîchissant. Cuite au four et mise en conserve dans le vinaigre avec des oignons, on en fait des salades excellentes, avec la mâche et le chou rouge.

La *Carotte* est un légume bienfaisant contre les maladies de foie. Râpée ou écrasée et appliquée sur les dartres, elle apaise les douleurs et les fortes démangeaisons.

Le *Céleri* est une plante à salade, saine, agréable, apéritive et diurétique. Les graines sont excitantes et carminatives.

Le *Cerfeuil* est excitant et diurétique. On l'associe à toutes sortes de mets et pour aromatiser le bouillon.

La *Chicorée* est tonique, laxative, fébrifuge et dépurative, et favorise la sécrétion des urines.

Le *Chou* a eu autrefois une grande réputation hygiénique. Les Romains, dit-on, se sont passés de médecins pendant plusieurs siècles, mais alors ils consommaient beaucoup de choux. Le chou rouge a des propriétés pectorales. Pour les personnes robustes, les choux sont un aliment très sain, et à la campagne on en fait une très grande consommation. Ils passent pour être gras eux-mêmes, probablement parce qu'on les fait cuire habituellement avec du lard, du bœuf ou des volailles.

La *Courge* fournit un aliment sain, adoucissant, qui apaise la chaleur et l'irritation des viscères.

Le *Cresson* a des propriétés connues partout. C'est, en effet, une plante dépurative, diurétique et expectorante. Le cresson excite l'appétit et fortifie l'estomac. Toutefois, les personnes nerveuses doivent en user modérément.

L'*Échalote* a des propriétés analogues à celles de l'ail, mais elle a une saveur moins forte, ce qui la fait préférer par bien des personnes.

L'*Epinard* est sain, rafraîchissant et laxatif. Il convient aux personnes habituellement constipées, d'où vient qu'on l'a nommé le « balai de l'estomac ».

Le *Fraisier* est diurétique, apéritif et astringent par sa racine. Cette racine sert à faire des décoctions qui rendent des services dans les hémorrhagies. Les fraises conviennent aux tempéraments sanguins. On prétend que des personnes ont été guéries de la goutte en mangeant des fraises matin et soir.

Le *Haricot* est un légume sain et appétissant, quand il est bien cuit et bien préparé. Les haricots verts sont aqueux et peu nourrissants; l'enveloppe du haricot, appelée parchemin, le rend plus ou moins indigeste et venteux pour certains estomacs délicats.

La *Laitue* est un aliment qui tempère la soif et procure le sommeil.

Les feuilles servent à faire des cataplasmes émollients et le suc de laitue est beaucoup usité en médecine.

La *Mâche* ou *doucette* est adoucissante, pectorale, rafraîchissante et laxative.

Le *Melon*, mangé avec modération, est légèrement laxatif, doux, sucré, bon à l'estomac pendant les chaleurs.

Le *Navet* fournit un aliment sain et laxatif.

L'*Oignon* est excitant, diurétique et vermifuge.

L'*Oseille* est tempérante, diurétique, rafraîchissante et de facile digestion.

Le *Persil* est un condiment diurétique.

Le *Poireau* est le légume le plus employé dans la soupe.

Il est diurétique, expectorant et émollient. On en fait cuire qu'on applique sur les abcès et panaris.

Le *Radis noir* d'hiver combat avantageusement la gravelle ou maladie de la pierre.

A nos lecteurs d'essayer.

QUATRIÈME PARTIE

RECETTES UTILES

DESTRUCTION DES LIMACES

Un lecteur m'écrit que son jardin est envahi par des limaces. Elles ne sont pas très dangereuses, ces grosses limaces, parce qu'on les aperçoit facilement et qu'il est commode de les détruire. Néanmoins, il est un système pour ne pas être obligé de leur faire la chasse. Il suffit d'entourer les carrés du potager d'une bordure de sciure de bois ; jamais les limaces, même les plus audacieuses ne parviendront à franchir ce rempart, cependant si mince.

POUR DÉTRUIRE LES VERS DES CHAMPS ET DES JARDINS

Arroser avec de l'eau fortement salée, ou mieux encore, avec de la tisane de feuilles de noyer. Dans ce dernier cas ils sortent tous sur la terre et crèvent ; si l'on veut les conserver, il suffit de les mettre dans l'eau fraîche.

MOYEN DE FAIRE DE LA GLACE EN ÉTÉ

Voici un moyen très simple qui réussit toujours.

Prenez un vase cylindrique en grès, dans lequel vous verserez 100 grammes d'acide sulfurique et 50 grammes d'eau, ajoutez-y 300 grammes de sulfate de soude en poudre ; au milieu de ce mélange placez un petit vase contenant l'eau que vous voulez transformer en glace, couvrez le vase et remuez doucement le tout. Au bout de quelques minutes, l'eau du petit vase sera convertie en glace. Vous pouvez vous servir du même mélange pour obtenir un deuxième bloc de glace et souvent un troisième.

Cette opération doit se faire dans un endroit frais.

TAUPES

Contre les taupes qui font tant de dégats dans les champs, les prairies et les jardins, nous sommes heureux de donner à nos lecteurs une recette que nous avons vu employer avec grand succès dans diverses fermes de la Normandie.

On se procure une taupe vivante que l'on enferme dans une cage et que l'on nourrit pendant 4 jours avec des rats, des souris et des vers de terre. Le cinquième et le sixième jour, on la fait jeûner. Le septième jour, elle est bel et bien enragée, il suffit de la lâcher dans un endroit fréquenté par les taupes, elle se précipite furieuse dans les trous, mord ses congénères, qui en 48 heures, sont enragées et poursuivent les autres pour les mordre à leur tour; elles crèvent au bout de trois jours. En 10 à 12 jours, une ferme, même immense, est radicalement purgée de taupes.

La taupe enragée ne mord absolument que les autres taupes, il n'y a donc aucun danger.

LA CHASSE AUX MOUSTIQUES

Prendre un morceau de camphre, de la grosseur d'une noix, et le faire évaporer en le plaçant sur une plaque de métal, au-dessus d'une lampe, mais en ayant soin qu'il ne brûle pas : les vapeurs remplissent la chambre et chassent les moustiques, qui ne reviennent pas même si la fenêtre est ouverte.

CONSERVATION DES CITRONS

Nous devons à la bienveillance de M. Thisse, pharmacien à Hénin-Liétard, un procédé qui permet de conserver les citrons pendant trois et quatre mois et qui consiste tout simplement à les tenir plongés dans une cuvette d'eau ordinaire.

Ce procédé nous a donné entière satisfaction. Pour ceux qui en font de grandes provisions, nous conseillons de les acheter à un état de maturité peu avancée.

NETTOYAGE DES GANTS

Un excellent moyen de nettoyer les gants de peau d'agneau ou de chevreau consiste à les frotter avec un morceau de flanelle trempée dans un mélange liquide de lait et de carbonate de soude, On les essuie ensuite avec un morceau de flanelle sèche. Inutile de dire que pour faciliter l'opération les gants doivent être tendus sur les doigts.

Autre procédé pour le nettoyage des gants

On emploie la solution suivante :

Lait.	1,000	grammes
Carbonate de soude. . .	5	—

Frottez-en légèrement les gants à nettoyer ou bien faites la pâte suivante, très connue à Paris :

Savon en poudre.	250	grammes
Ammoniaque.	10	—
Eau de Javel.	165	—
Eau de pluie.	155	—

En prendre sur un chiffon de flanelle et frotter le gant.

BOIRE FRAIS SANS GLACE

Je ne connais rien de meilleur pendant l'été que de boire frais à condition de n'en pas abuser. Je ne suis point partisan de la glace mise dans le verre à table ; la glace est paraît-il, un des meilleurs véhicules de MM. les microbes; or, il en existe de tant de sortes et de tant de variétés, qu'il est bon de prendre quelques précautions pour éviter leurs visites.

Il est si facile de rafraîchir l'eau et le vin que l'on veut boire, pour cela, même pas besoin de glace, à la campagne, du reste, on s'en procurerait difficilement.

Mettez tout simplement dans votre seau, à rafraîchir : 100 grammes de sulfate de soude et 45 d'acide nitrique, remplissez d'eau et placez dans ce mélange vos bouteilles, dont le contenu ne tardera pas à devenir très frais.

CONTRE LES MOUCHES

Pour éloigner les mouches des animaux, il suffit de faire bouillir pendant cinq minutes, une bonne poignée de feuilles de laurier dans un kilo de saindoux. Vous frottez le corps du cheval, du mulet, etc., pas une mouche ne l'approchera de la journée. Vous pouvez également laver les chevaux avec une éponge enduite d'une infusion de marrube noir ou encore de morelle, d'absinthe, de chicorée sauvage ou mieux encore de feuilles de noyer.

PRÉSERVATIF CONTRE LES MOUCHES

La décoction de feuilles de noyer est un préservatif contre les mouches, en été qui font le tourment des chevaux. Il suffit pour éloigner ces insectes de laver les chevaux avec de l'eau

POUDRE NASINE

La mauvaise odeur du nez est de plus en plus commune, car elle constitue une maladie contagieuse dont on avait perdu depuis longtemps la vraie recette.

Aussi sur cent personnes, il y en a vingt-cinq, soit un quart, dont la bouche ou le nez exhalent une odeur nauséabonde qui vous éloigne d'elles, vous les fait éviter et rend leur présence toujours très désagréable en société, quand elle n'est pas absolument insupportable.

Ces personnes seront heureuses d'apprendre que notre **Poudre Nasine** est préparée d'après la recette la plus ancienne, que son emploi n'offre aucun inconvénient et que la réussite est certaine.

En moins de 8 jours, la mauvaise odeur disparaît ainsi que la cause qui la produisait.

Elle se renifle exactement comme le tabac à priser, à raison de 4 à 5 prises par jour; il est très rare qu'elle produise l'éternuement même le plus léger.

Prix de la boîte avec instruction et sans aucun signe extérieur, 3 fr. franco par la poste (dans nos bureaux 2 fr. 50), en bon ou mandat-poste à **L. PEYRONNET, 32,33,21, rue Crémieux, à Paris** (*en face la gare de Lyon*).

Avis très important. — Tous nos produits étant d'une efficacité absolument certaine, de nombreuses imitations et contrefaçons existent déjà. Nous prions donc les personnes soucieuses de leur santé de bien vérifier notre marque avant d'acheter, car les produits de nos imitateurs et contrefacteurs sont toujours nuls comme efficacité et même souvent dangereux.

saturée de suc caustique et fort odorant du noyer. Ce moyen est employé avec succès en Angleterre.

MOUCHES ET CHEVAUX

Pour empêcher les chevaux d'être martyrisés par les mouches et les taons, M. le comte de Saint-Marsault donne dans le *Cosmos*, la recette suivante : Faire bouillir pendant cinq minutes une bonne poignée de feuilles de laurier dans un kilogramme de saindoux. Il suffit de graisser un chiffon de drap avec ce saindoux et de frotter dans le sens du poil le corps du cheval ou du bœuf, au moment de le mener au travail.

« Depuis longtemps, dit-il, j'emploie ce moyen à l'avantage de mes chevaux de labour qui exécutent tranquillement leurs deux séances de travail. Si je monte en voiture, mon cheval est frotté avant d'être harnaché; pas un taon, pas une mouche n'ose le piquer. »

On rapporte du reste, qu'à Strasbourg les bouchers graissent tous les matins les murailles autour de toutes les portes et fenêtres de leur étal et que pas une mouche n'ose pénétrer.

MOYEN POUR CONSERVER LES CHATAIGNES FRAICHES PENDANT UN AN ET PLUS

Pour conserver la fraîcheur aux châtaignes, il suffit de les placer, en novembre ou décembre, dans des vases clos et d'enfouir ces vases dans un tas de terre sablonneuse et sèche.

La *Science Pratique* indique cet autre moyen : remplir d'eau froide de grands cuviers et y verser les châtaignes à mesure qu'on les ramasse; après un trempage de 15 à 20 heures, on les retire et on les met à égoutter à l'ombre; quand elles sont bien essuyées, on les place, lit par lit, dans du sable sec. On réussit par ce moyen à avoir des chataignes fraîches pendant la plus grande partie de l'année.

MOYEN DE RENDRE LEUR FRAICHEUR AUX BOUQUETS FANÉS

Quoi de plus beau que les fleurs dont la nature est si prodigue ; mais aussi quel chagrin de les voir se faner aussi vite.

Si vous voulez conserver ces fleurs ou rendre à celles qui sont fanées leur éclat primitif, trempez le bas des tiges dans l'eau bouillante, et, quand la fraîcheur sera revenue, coupez les extrémités qui ont été dans l'eau chaude et replacez le bouquet dans un vase d'eau fraîche.

PROCÉDÉ POUR CLARIFIER L'EAU SANS FILTRE

Aux personnes qui ont quelques difficultés à se procurer une eau saine et pure, nous recommandons le procédé suivant : Mettre 10 grammes d'alun (sulfate d'alumine) dans un seau d'eau; cette quantité suffit pour clarifier les eaux les plus malsaines ; les impuretés se précipitent au fond du récipient et le liquide devient aussitôt cristallin.

EAU DE JAVEL

Dans 40 litres d'eau, faites dissoudre 2 kilos 500 de potasse passez à travers un linge, ajoutez 725 grammes de manganèse d'Allemagne, 1 kilo de sel de cuisine. Cette eau de Javel perd de ses qualités avec le temps, il faut en faire peu à la fois.

L'EAU SÉDATIVE

Mettez une demi-poignée de sel de cuisine dans un demi-verre d'eau, laissez fondre. Quand l'eau est redevenue limpide, versez un petit verre à liqueur plein d'ammoniaque dans un litre d'eau, puis ajoutez un quart de verre à liqueur d'alcool camphré. Agitez la bouteille et bouchez. Mêlez ensuite le demi-verre d'eau salé, agitez encore et achevez de remplir avec de l'eau ordinaire.

L'eau sédative est très employée en lotion, en compresse, ou frictions, comme excitante, révulsive, rubéfiante.

On peut toujours diminuer son énergie, en la coupant avec de l'eau, quand il s'agit de l'employer sur des personnes ayant la peau fine et délicate.

PRÉSERVATION DES GRAINS CONTRE LES SOURIS

Il y a quelques années, un agriculteur des Hébrides, ayant souffert considérablement de dommages causés par les souris, mis au fond et au haut de chaque sac, vers le centre, trois ou quatre tiges de menthe sauvage en plaçant les feuilles par dessus. Il n'eut jamais, depuis, à essuyer de perte de grains. Il tenta la même expérience avec le fromage et d'autres aliments dont il avait une provision et qui étaient dévastés par les souris ; il mit quelques feuilles vertes ou sèches sur les articles qu'il voulait conserver, et cela réussit admirablement.

Si l'on n'a pas de la menthe, on peut la remplacer par de la camomille sauvage.

CHEVAUX COURONNÉS

Lorsqu'un cheval est couronné, c'est-à-dire entamé aux genoux jusqu'à l'os, il n'y a pas d'espoir de le guérir assez complètement pour qu'on ne voit plus trace de cicatrice. Par contre, si l'entaille n'est pas trop profonde, on peut procéder de la façon suivante pour la guérison absolue ; laver la plaie abondamment avec de l'eau fraîche, mais sans y toucher, afin d'enlever toute la trace de terre ou autres saletés ; ensuite on tamponne la plaie pour la sécher, puis on applique immédiatement dessus du coton cardé que l'on fixe avec une bande de flanelle.

Après 4 ou 5 jours seulement, on enlève l'appareil en se gardant d'arracher le coton collé sur la plaie. On replace du coton propre sur la plaie, et on bande comme la première fois. On peu répéter encore une fois la même opération et finalement la croûte tombe et peu à peu la cicatrice disparaît tout à fait en lavant avec la tisane de sauge.

TRANCHÉE DES CHEVAUX

1 litre de thé ou de café ; 1 litre de vin blanc ; 1/4 de litre d'huile d'olive, 1/4 de kilo de sucre.

Bien mélanger le tout ensemble et donner à boire. Guérison en une demi-heure.

MOYEN D'EMPÊCHER LES POULES DE MANGER LES RAISINS

Les poules ne respectent rien. Avez-vous devant votre habitation ou avoisinant votre cour, une treille que vous soignez particulièrement, vous voyez arriver avec plaisir l'époque où vous pourrez recueillir le fruit de tant de peine, lorsqu'un beau matin vous êtes tout surpris de ne trouver que ce que votre basse-cour aura voulu vous laisser.

Furieux, vous jurez d'exterminer poules et canards. Inutile, cela ne remédiera à rien ; seulement à l'avenir, lorsque les raisins seront en fleurs, mettez-en quelques grappes dans l'eau destinée aux volailles ; elles auront alors un tel dégoût du raisin qu'elles n'y toucheront pas lorsqu'il sera mûr.

Nous donnons, avec beaucoup de plaisir, cette recette aux amateurs de la treille familiale.

LES FAUX BILLETS DE BANQUE

L'Horloger-Bijoutier Français indique un moyen peu connu de s'assurer si un billet de banque est faux ou vrai ; on promène, en appuyant légèrement, une pièce d'argent quelconque sur le verso du billet dans la partie blanche. Si le billet est vrai, le trait fait par la pièce deviendra instantanément noir comme si on avait tracé un coup de crayon, surtout si on mouille. Au contraire, sur un billet faux, la marque faite par le frottement de la pièce ne sera que luisante, comme si on avait frotté sur du papier blanc ordinaire.

POUR ÉTEINDRE LE PÉTROLE

Quand une lampe à pétrole vient à tomber et que le feu menace de prendre aux objets environnants, gardez-vous bien d'essayer d'y jeter de l'eau pour l'éteindre, car vous obtiendrez le résultat contraire.

Mais jetez vite du lait sur le pétrole enflammé et immédiatement le feu cessera.

On obtient le même résultat avec de la cendre ou du sable.

PUCES, PUNAISES ET CAFARDS

Si vous voulez être préservé des puces et des punaises, ayez soin de mettre dans tout votre lit des feuilles de noyer et de menthe. L'odeur les éloigne bien vite.

Un insecticide qui donne des résultats merveilleux, ne coûte pas cher et ne présente aucun inconvénient, est celui-ci :

Dans un litre de pétrole ordinaire, ajoutez pour cinquante centimes d'essence de lavande (ou huile d'aspic) que vous achèterez chez le pharmacien ou chez le droguiste.

Agitez bien pour que le mélange soit complet ; puis, avec un morceau d'étoffe, ou mieux avec un pinceau, badigeonnez bien vos lits et vos meubles ; humectez légèrement tous les endroits fréquentés par les insectes et fermez bien les portes et les fenêtres pendant quatre à cinq heures.

Au bout de ce temps, votre appartement est parfumé à l'essence de lavande et tous les insectes nuisibles sont détruits.

DIX BONNES CHOSES POUR LES MÉNAGÈRES

1. Le *sel* fait tourner le lait ; par conséquent, en préparant des bouillies ou des sauces, il est bon de ne l'ajouter qu'à la fin de la préparation.

2. L'*eau bouillante* enlève la plupart des taches de fruits, versez l'eau bouillante sur la tache, comme au travers d'une passoire, afin de ne pas mouiller plus d'étoffe qu'il n'est nécessaire.

3. Le *jus des tomates* mûres enlève l'encre et les taches de rouille du linge et des mains.

4. Une cuillerée à soupe d'*essence de térébenthine*, ajoutée à la lessive, aide puissamment à blanchir le linge.

5. L'*amidon* bouilli est beaucoup amélioré par l'addition d'un peu de gomme arabique ou de blanc de baleine.

6. La *cire jaune* et le *sel* rendront propre et poli comme du verre le plus rouillé des fers à repasser. Enveloppez un morceau de cire dans un chiffon et, quand le fer sera chaud, frottez-le d'abord avec cette espèce de tampon, puis avec un papier saupoudré de sel.

7. Une solution d'*onguent mercuriel*, dans la même quantité de pétrole, constitue le meilleur remède contre les punaises, à appliquer sur les bois du lit ou contre les boiseries d'une chambre.

8. Le *pétrole* assouplit le cuir des souliers et des chaussures durci par l'humidité, et le rend aussi flexible et mou que lorsqu'il était neuf.

Ne pas faire souvent cette opération, car le cuir serait détruit.

9. Le *pétrole* fait briller comme de l'argent les ustensiles en étain; il suffit d'en verser sur un chiffon de laine et de frotter le métal avec. Le pétrole enlève aussi les taches sur les meubles vernis.

10. L'*eau de pluie froide* et un peu de *soude* enlèvent la graisse de toutes les étoffes qui peuvent se laver.

HUILE (MOYEN DE L'EMPÊCHER DE RANCIR)

Mettre l'huile dans des bouteilles ordinaires et finir d'emplir avec de l'eau-de-vie qui devra occuper cinq centimètres de hauteur dans le col. Boucher ensuite hermétiquement.

PRÉSERVATION DES LÉGUMES

Pour préserver les légumes en général contre tous les insectes (chenilles, limaces, limaçons, papillons, etc.), voici un procédé très bizarre, mais qui réussit fort bien : quand vous semez ou plantez vos légumes, ayez soin de planter de part en part (soit tous les trois mètres environ) des bâtons de 1 mètre 25 à 1 mètre 40 de long, au bout desquels vous mettrez des coquilles d'œufs de poule. C'est comme un paratonnerre contre les insectes.

POUR TRANSFORMER LE VIN EN VINAIGRE

L'additionner d'un peu de ferment, levain de bière ou levain de pâte, en l'agitant, en le tenant découvert à température de 25 à 35 degrés, et enfin en le passant sur des copeaux de hêtre.

POUR LA CHAUSSURE

Pour cirer vite et bien faire briller les chaussures, sans nuire au cuir, ayez soin d'humecter la brosse qui vous sert pour étendre le cirage non avec de la salive ou de l'eau, comme on le fait d'habitude, mais avec du vinaigre. Vous obtiendrez un beau brillant.

POUR DÉTRUIRE LES CHENILLES

Pour délivrer les arbres fruitiers des chenilles, on nous signale le procédé suivant comme infaillible :

Imbiber de soufre fondu un petit peloton de guenilles ou d'étoupes, fixer cet objet au bout d'une perche, y mettre le feu, puis promener la perche sous les branches envahies par les bourses des chenilles. La combustion et l'asphyxie détruisent instantanément toute cette engeance. De plus, en promenant la torche soufrée sur l'écorce du tronc, on peut détruire les larves de beaucoup d'insectes nuisibles.

DESTRUCTION DES CHENILLES DU CHOU

D'après une expérience faite récemment par les frères Pærmel, cultivateurs d'une habileté éprouvée, le genêt a la propriété de faire périr les chenilles du chou.

Il en résulte que, pour préserver les choux de ce déplorable parasite, il suffit de placer des branches de genêt vert dans les plants de choux. Un rameau de genêt suffirait pour 3 mètres carrés.

PUCES DES CHIENS

Pour débarrasser vos chiens des puces qui font élection de domicile dans leur poil, lavez de temps en temps avec de l'eau contenant un centième environ d'acide phénique, un dixième d'alcool; ce moyen est souverain.

De plus, vous éviterez ainsi à vos chiens les maladies de peau, fréquentes chez ces animaux.

DESTRUCTION DES RATS

On étend sur une assiette du plâtre en poudre très fine, que l'on saupoudre de farine, de façon à le recouvrir d'une légère couche. A peu de distance, on place une seconde assiette contenant de l'eau. Les rats et souris, attirés par la farine, absorbent en même temps un peu de plâtre, et, s'ils boivent, ce qui est fort probable, le plâtre se gonflera et les étouffera. (Voir la Table des Matières pour notre article : *Mort aux Rongeurs.*)

INSECTES ET CORPS ETRANGERS DANS LES OREILLES

Quand un insecte quelconque, fourmi, moucheron ou autre, pénètre dans l'oreille, il en résulte un bourdonnement insupportable qui semble ébranler tout le cerveau. Le remède à ce petit accident est bien simple. Quelques gouttes d'huile versées dans l'oreille suffisent pour asphyxier l'imprudent visiteur qu'on retire ensuite en inclinant l'oreille et au besoin en se servant d'un cure-oreille. A défaut d'huile se servir d'eau.

Dans le cas où ce serait un corps dur sans prise pour une pince, il suffirait de tremper un petit pinceau dans de la colle, de le faire toucher à l'objet, et quand il y serait bien collé, le retirer avec précaution, le corps étranger viendrait avec le pinceau.

POUR PARFUMER LE PAPIER A LETTRES ET LES ENVELOPPES

Imbiber plusieurs feuilles de papier buvard du parfum préféré, laisser sécher et les placer ensuite entre les cahiers de papier et les enveloppes.

LE PÉTROLE COMME INSECTICIDE

Il est des insectes, comme le puceron lanigère du pommier, qui sont protégés contre les liquides insecticides par une couche cireuse impénétrable par l'eau. Mais cet enduit protecteur est rapidement dissous si on arrive à incorporer au liquide insecticide une quantité infinitésimale de pétrole. L'insecte atteint ne tarde pas à périr, et l'emploi du pétrole, extrêmement dilué en émulsion dans l'eau, peut devenir une substance d'autant plus précieuse qu'elle est d'une efficacité

remarquable, d'un prix très réduit et d'un emploi sans danger pour les plantes qu'il s'agit de sauvegarder.

Voici une recette recommandée pour la préparation du pétrole émulsionné; elle peut être employée en pulvérisation sur le feuillage des plantes, en application au pinceau et à l'éponge, où elle triomphe des parasites végétaux les plus tenaces :

Dans 100 grammes d'eau tiède, faire dissoudre 100 grammes de savon noir en pâte. Dans cette première solution, verser goutte à goutte 100 grammes de pétrole en même temps qu'on agite vivement le mélange avec un balai de fil de fer. Ce procédé est absolument analogue à celui qu'emploient les ménagères pour faire les mayonnaises. L'émulsion obtenue peut ensuite être employée avec 50 fois son volume d'eau et quelquefois davantage. Si au lieu d'eau on y ajoute une solution nicotinée, telle que celle que l'on obtient par l'emploi des jus de tabacs cédés par les manufactures de l'Etat, on constitue l'insecticide le plus apte à être employé en horticulture.

POUR DETRUIRE LES MOUSTIQUES

Il n'y a qu'à verser, tous les quinze jours, un peu de pétrole dans les mares, les étangs, les citernes, en un mot dans toutes les eaux stagnantes où leurs larves peuvent se développer.

DESTRUCTION DES FOURMIS DANS LES ARBRES, FRUITS, PLANTES

Il y a un remède bien simple et surtout peu coûteux. Il consiste tout bonnement à mettre dans une petite soucoupe ou autre ustensile concave, environ 50 grammes de cassonnade ordinaire dans laquelle on incorpore de l'essence de térébenthine. On donne à ce mélange la consistance d'une pâte peu épaisse, et l'on dépose ensuite ces soucoupes dans les endroits envahis, dans les plates-bandes ou au pied des arbres attaqués.

Les fourmis, très friandes et d'un odorat très subtil, viennent en rangs serrés pour dévorer le sucre, mais comme en même temps elles ont absorbé l'essence de térébenthine, elles ne tarderont pas à se tordre dans des convulsions et à expirer.

Pour éloigner les fourmis des arbres fruitiers, on donne au tronc une couche circulaire de quelques centimètres de largeur d'huile de chanvre mélangée à la suie de cheminée. Quand on répand de la sciure de bois sous les arbres, les fourmis n'en approchent pas.

Pour détruire les fourmis, aussi bien dans les appartements que dans les champs, il suffit de semer dans les endroits

qu'elles fréquentent, du marc de café (le résidu du café que l'on jette), les fourmis le mangent avec délice et c'est un poison violent pour elles.

ENCAUSTIQUE POUR MEUBLES

Esssence de térébenthine. 100 grammes.
Cire jaune,.............. 50 »

On coupe la cire en petits morceaux et on la met avec l'essence sur un feu très doux; on remue le mélange avec une spatule en bois.

Dès que la cire est fondue, on verse dans un pot qu'on recouvre de papier ou parchemin. On emploie cet encaustique avec un tampon d'étoffe de laine, et on frotte avec du drap ou de la flanelle.

ENCAUSTIQUE POUR PARQUETS

Savon blanc.......................... 125 grammes.
Cire jaune en petits morceaux.... 500 »

POUR NETTOYER LES CARTES A JOUER

Prenez du pétrole et des jaunes d'œufs en parties égales (autant de l'un que de l'autre). battez bien le tout ensemble, puis lavez avec cela les cartes à l'aide d'un morceau de flanelle et faites-les sécher de suite.

COLLE UNIVERSELLE

Cette colle consiste simplement en une dissolution de silicate de potasse avec moitié d'eau. Au moyen de cette colle, on peut coller et souder ensemble les blocs de pierre, de marbre, de bois, de plâtre, de fer, de verre, etc. Les objets les plus volumineux, comme les fragments les plus délicats, peuvent être soudés avec cette colle, qui porte, avec raison, le nom de *Colle universelle.* Il suffit de passer, sur les surfacee à joindre, une couche de la solution précitée et de les affronter.

UN MOYEN DE CONSERVER LA FRAICHEUR AUX FLEURS COUPÉES

Mettez la tige de vos fleurs fraîchement coupées dans un vase où vous aurez eu soin de verser cinq grammes de sel ammoniac par litre d'eau et vous les conserverez au moins quinze jours dans leur première fraîcheur.

POUR CONSERVER L'ÉCLAT DES ARMES

On frotte les armes avec de la mœlle de cerf, ou bien on détrempe de l'alun de roche dans du vinaigre (le plus fort possible), l'on passe partout avec un chiffon de laine et on les essuie légèrement.

NETTOYAGE DU CUIVRE ET DE L'ARGENT

Pour faire ce nettoyage, n'achetez jamais de l'eau de cuivre qui est un poison violent dont il faut se méfier. Voici un procédé plus simple et beaucoup plus économique : il suffit seulement de les frotter avec des feuilles d'oseille.

Le même procédé se recommande aux ménagères qui veulent blanchir leur argenterie noircie par les œufs ou par un usage quelque peu prolongé. L'eau ayant servi à faire cuire des pommes de terre est également très bonne pour ces nettoyages.

FRUITS ET POMMES DE TERRE GELÉS

Pour utiliser les fruits gelés, il suffit de les faire tremper dans l'eau fraîche, et non dans l'eau chaude, comme on le fait communément. Pour mieux réussir, mélanger un peu de sel dans l'eau.

Le même procédé est recommandé pour les pommes de terre par M. Marcel Dupont, professeur départemental de l'Aube, moyennant qu'on les fasse sécher après qu'elles auront été dégelées.

M. Dupont immerge les pommes de terre gelées à plusieurs reprises pendant une heure environ, puis les fait sécher. Bien mieux, il a analysé comparativement deux lots de pommes de terre, les unes saines, les autres gelées, puis dégelées, comme il vient d'être dit, et il a trouvé que celles-ci étaient, à poids égal, les plus riches et les plus nourrissantes.

Cette expérience peut s'étendre à d'autres légumineuses, choux, carottes, etc.

TOILE IMPERMÉABLE

Etendre la toile et l'enduire d'huile de lin, avec un pinceau, sur les deux faces; laisser sécher à l'ombre pendant huit jours; remettre une seconde couche et laisser sécher quinze jours.

La dépense est d'environ 10 centimes le mètre carré, la toile est imperméable, très souple, et dure de huit à dix ans.

ÉPOUVANTAIL

Un épouvantail très efficace pour préserver la vigne et les arbres à fruits en espalier consiste en deux petits morceaux de miroir à deux faces, que l'on suspend à deux petits morceaux de bois flexible pliés en demi-cercle. Le reflet de ces glaces agitées par le vent éloigne les oiseaux.
Le prix modique de cet engin le rend très précieux.

LES MITES

Les mites sont le fléau des ménages en été : fourrures et vêtements de laine courent, de leur fait, d'autant plus de dangers que, pendant les beaux jours, on est assez porté à consacrer à toute autre occupation les heures qu'il faudrait employer pour aérer et battre souvent toutes les réserves de l'hiver.
Pour s'épargner cette peine, on emploie des produits variés : poivre, camphre, naphtaline, qui sont en effet assez efficaces, mais qui ont l'inconvénient d'empester armoires et tiroirs. Enfin, sauf le poivre, ce sont des produits que l'on n'a pas toujours sous la main. Voici un moyen fort simple, fort efficace et à la portée de tous, de combattre cet ennemi : il suffit d'envelopper aussi exactement que possible les objets à préserver dans de vieux journaux. L'odeur de l'encre d'imprimerie répugne aux mites, qui vont chercher d'autres proies.
Ces mêmes journaux, après ce service d'été, pourront servir pendant l'hiver à doubler les couvertures trop minces et à chasser la froidure ; le papier, on le sait, est la « fourrure du pauvre ». Qui donc dirait que les journaux ne sont bons à rien ?

PIQURES DES COUSINS, MOUSTIQUES MOUCHES, etc.

Pour se préserver des piqûres de ces insectes, à la campagne, il est bon de se laver avec de l'eau où l'on a fait bouillir un peu de bois de quassia amara : moustiques et cousins fuient éperdus.
Pour en préserver les animaux, les bien laver avec le même produit, soit avec une brosse, un pinceau ou une éponge.
Ce secret est d'une très grande importance pour la campagne.
Dans les appartements, pour chasser les mouches et les moustiques, faire brûler quelques copeaux de quassia-amara.
Pour toutes les piqûres, en général, nous ne saurions trop recommander le véritable *Calme-Douleurs* dont nous parlons à

PLUS DE DOULEURS

Graisse Miraculeuse

Tel est le nom qu'un grand savant de l'Institut donne à la GRAISSE DE MARMOTTE.

Elle est de fait miraculeuse en ce sens qu'elle produit, pour ainsi dire, des miracles dans une infinité de cas désespérés.

Elle guérit radicalement **toutes les douleurs, la goutte, les rhumatismes, les sciatiques, la paralysie, les névralgies, arthrite, lumbago, vieilles entorses, foulures, faiblesse des articulations, etc.**

Depuis que le monde est monde, la graisse de marmotte jouit d'une réputation universelle, et dans tous les pays où l'on chasse cet animal, c'est uniquement pour sa graisse.

C'est surtout en Savoie et au Saint-Bernard qu'on la rencontre en quantité et dans ces pays elle est regardée, à juste titre, comme le meilleur de tous les remèdes contre les douleurs de tous genres.

Celle que nous offrons à nos clients vient précisément de la Savoie et du Saint-Bernard : préparée par les moines, avec tous les soins possibles, elle donne des résultats merveilleux.

Mode d'Emploi

On prend un morceau de flanelle dont ont fait un tampon en forme de boule, on y applique une certaine quantité de **Graisse de Marmotte**, puis on frictionne vivement et fortement la partie souffrante pendant au moins 8 à 10 minutes. Enfin on couvre bien la place frictionnée avec du coton ou de la flanelle que l'on fixe à l'aide d'une bande.

SEUL DÉPOT POUR LA FRANCE

DE LA GRAISSE DE MARMOTTE DITE MIRACULEUSE

L. PEYRONNET

32, 33 & 21, rue Crémieux à Paris

Prix du pot : **2 fr. 50** dans nos bureaux ; **2 fr. 75** franco par la poste contre mandat ou timbres.

la dernière page. C'est un préservatif que l'on devrait toujours avoir dans sa poche. Son action est immédiate; il suffit de le mouiller avec de la salive et de l'appliquer sur la piqûre.

Autre. — Un autre moyen de préserver les personnes et les animaux des mouches, moustiques, cousins, etc., consiste à les laver avec une décoction (faire bouillir 10 minutes ensemble) de feuilles de noyer avec du vinaigre. Un seul lavage suffit pour les préserver pendant un jour.

Autre. — Le lait auquel on a additionné un peu de poivre et de sucre empoisonne les mouches qui en mangent.

Autre. — Lavez les chevaux avec de l'eau dans laquelle on a dissous un peu de fiel de bœuf ou d'aloès.

Autre. — Avant d'étriller les chevaux, enduisez l'étrille de fiel de bœuf. (Voir Table des Matières.)

Autre. — Avec du vinaigre, imbiber toutes les parties du corps qui peuvent être atteintes; pas un moustique ne vous touchera.

DÉSINFECTANT

Voici un moyen de désinfection original et peu coûteux, et qui, depuis plusieurs années, est employé avec succès.

Ce système de désinfection a pour base l'essence de térébenthine du commerce, un produit qu'il est facile de se procurer chez tous les épiciers.

Une seule goutte jetée dans les fosses d'aisance de temps en temps suffit pour faire disparaître toute mauvaise odeur.

Il en est de même pour le nettoyage des éviers et des ruisseaux, quelques gouttes dans un seau d'eau, un lavage et l'assainissement est obtenu. (Voir Table des Matières : *Désinfectant.*)

RECETTES POUR FAIRE DISPARAITRE LES TACHES

Taches de graisse. — Pour les étoffes qui ne déteignent pas, un simple lavage au savon noir suffit. Sur les étoffes à couleurs tendres, le plus sûr moyen d'effacer toute trace de tache est de frotter celle-ci très légèrement, et jusqu'à ce qu'elle disparaisse complètement, avec de l'éther sulfurique.

Pour les étoffes de soie on tirera les plus grands avantages du procédé suivant : placer l'étoffe sur un linge plié en plusieurs doubles, saupoudrer les taches de poudre de talc, recouvrir le tout d'une feuille de papier buvard et repasser avec un fer chaud. Le talc absorbe toute la graisse.

Les taches graisseuses sur les papiers de tentures font souvent le désespoir des ménagères soigneuses. Pour les faire

disparaître on pétrit de la terre à foulon avec une petite quantité d'eau froide, de façon à en former une pâte assez épaisse que l'on étend sur la tache et qu'on y laisse pendant vingt-quatre heures. Dans la plupart des cas la tache aura disparu après ce temps; cependant, si elle était ancienne, il pourrait être nécessaire de renouveler l'opération.

TACHES DE ROUILLE ET D'ENCRE. — Un lavage avec une dissolution d'oxalate de potasse constitue un excellent moyen pour enlever les taches de rouille et d'encre. On peut également se servir d'une solution à 3 o/o d'acide oxalique. Cependant il est des taches qui résistent à ce lavage même répété. On fait alors bouillir une faible solution d'oxalate de potasse avec de l'étain métallique, il se forme un oxalate d'étain qui est absolument radical contre les taches les plus rebelles.

TACHES DE FRUITS. — Sur le linge on les fera disparaître rapidement en les lavant avec de l'eau additionnée d'une petite quantité d'acide chlorhydrique. Le jus des fruits acides, orange, citron, etc., détruit la couleur de certaines étoffes : pour la raviver il suffit d'imbiber la tache de quelques gouttes d'alcali volatil.

TACHES PRODUITES PAR LA TRANSPIRATION. — Ces taches se traitent par un lavage à l'eau acidulée d'acide oxalique. Comme il s'agit souvent d'étoffes délicates, l'opération devra être menée avec beaucoup de précautions.

TACHES DE VIN SUR LE LINGE. — Il n'est aucun moyen aussi efficace pour enlever les taches de vin sur le linge que l'eau de Javel, utilisée de la man ère suivante :

On imbibe parfaitement la partie tachée avec de l'eau de Javel pure. La tache ne tarde pas à disparaître. On plonge alors vivement le linge dans un vase d'eau fraîche préparé d'avance, et l'on frotte soigneusement tous les endroits touchés par l'eau de Javel, de manière à en faire disparaître toute trace.

Cette opération, faite promptement et intelligemment, produit d'excellents résultats, aussi bien pour les taches de fruits que pour les taches de vin.

MOYEN DE PRÉPARER SOI-MÊME L'EAU DE GOUDRON

Dans certaines maladies, les médecins prescrivent l'usage de l'eau de goudron, il est même des personnes qui en boivent par goût. Il est donc économique de pouvoir la préparer soi-même, de manière à s'en approvisionner d'avance ou à mesure de la consommation qu'on est appelé à en faire.

PRIME A NOS LECTEURS

La première prime que nous offrons à nos lecteurs, est un ouvrage qui devrait se trouver dans toutes les familles.

Ce beau livre a pour titre :

La Santé

OU

LA MÉDECINE PAR LES HERBES

GRAND ET FORT VOLUME

Absolument complet, accompagné de 72 dessins de plantes en couleur (les herbes d'après nature), tableaux très soignés, solidement relié (reliure anglaise de luxe avec plaque).

C'est le Manuel de Médecine, d'Hygiène et de Pharmacie, aussi complet que possible, le plus complet qui ait encore été fait dans ce genre. Malade ou bien portant, chacun y trouve des renseignements précieux.

Il est d'ailleurs le résumé de toutes les découvertes heureuses que la médecine, la chimie et l'herboristerie ont accumulées à travers les âges pour remédier à la fragilité humaine. On a profité surtout des belles découvertes de notre siècle, vrai siècle de lumière pour la médecine.

Faire connaître les plantes par leur nom français, leur famille, leur nom latin et leurs noms patois ou vulgaires, de plus, les mettre sous les yeux du lecteur avec leur couleur naturelle dans de beaux tableaux, voilà qui est déjà bien; mais il faut aussi connaître les propriétés de ces plantes, la manière de les préparer et de les employer pour chaque maladie ; il faut aussi avoir des notions certaines sur toutes les maladies, etc., etc. Tout est dans ce volume.

Ainsi le malade pourra préciser le traitement qui convient à son genre de maladie et composer lui-même ses médicaments presque sans frais et aussi exactement que le plus habile pharmacien.

Nous n'hésitons pas à dire que des milliers de personnes devront leur guérison à la lecture de cet ouvrage, guérison qu'elles n'ont pu obtenir en épuisant toutes les ressources de l'art.

A titre de prime, nous adressons cet ouvrage *franco* par la poste au prix de **5 fr. 85** (**5 francs** dans nos Bureaux). Envoyer mandat ou bon de poste :

à L. PEYRONNET

32, rue Crémieux, à Paris

Elle se prépare comme suit :

On prend une quantité convenable de goudron végétal, connu des marins et des bateliers sous le nom de goudron de Suède, de Norwège ou de Bayonne, et non pas de goudron de houille (coaltar), comme quelques personnes le font à tort. On le fait infuser dans huit fois son poids d'eau en ayant soin de remuer de temps en temps, pendant deux ou trois jours, le liquide avec une spatule de bois. Après une huitaine de jours de repos pour permettre au goudron non dissous de se déposer au fond du récipient, l'eau de goudron est faite : on la décante, on la filtre et on l'emmagasine dans des carafes ou des bouteilles bouchées soigneusement.

Cette eau se prend par tasse, édulcorée avec du sirop ou du lait ; quand on en fait usage dans les repas, on la mélange au vin ou à la boisson courante dans les mêmes proportions qu'on a l'habitude de le faire pour l'eau ordinaire.

POUR FAIRE LA LIMONADE

Voici le moyen de faire une excellente limonade :

Prendre les zestes de trois citrons et les faire infuser trois minutes dans un litre d'eau bouillante.

Passer ensuite au tamis, ajouter 750 grammes de sucre, et faire bouillir de nouveau le mélange, auquel on adjoindra le jus des trois citrons. Mettre en bouteilles après refroidissement.

Deux cuillerées à café de ce sirop dans un verre d'eau donnent une boisson *dite* tempérante, usitée pour calmer la soif dans les maladies fébriles, et beaucoup mieux supportée par l'estomac que la limonade ordinaire,

VINAIGRE DES QUATRE VOLEURS

L'origine de ce produit de parfumerie est généralement fort peu connue.

Voici la version qui a été donnée à ce sujet :

C'était en 1720, pendant la peste de Marseille.

On ne rencontrait dans la ville que les pestiférés et leurs sublimes sauveteurs ; mais il s'y trouvait encore quatre joyeux drilles qui profitaient de la misère publique pour augmenter leur bien-être personnel.

Le fléau disparut et les voleurs, arrêtés, comparurent devant les juges.

Les magistrats leur demandèrent comment ils faisaient pour n'être pas atteints par le fléau.

Alors les voleurs racontèrent qu'ils se frottaient le corps et

NE COUPEZ PLUS VOS CORS

Durillons, Œil-de-Perdrix

Guérison garantie et sans danger par le

SPÉCIFIQUE PEYRONNET

D'UNE APPLICATION FACILE A CHACUN

Les accidents multiples que l'on constate tous les jours chez les personnes qui se coupent les cors et les douleurs qu'ils produisent ont suscité depuis de nombreuses années l'idée de trouver un produit qui puisse les guérir radicalement, sans douleurs, sans aucun danger et sans entraver la marche et le travail.

Nous ne craignons pas de dire que le Professeur L. Peyronnet a trouvé avec son spécifique un produit qui remplit tous ces avantages.

Mode d'Emploi

On applique soir et matin pendant quatre ou cinq jours, gros comme un poids de topique sur toute la partie cornée ou écorchée (car il guérit aussi les écorchures et les ampoules). Avec un morceau de toile propre faire un petit bandage.

A partir du deuxième jour, on voit blanchir le point touché par le **Spécifique**, la partie cornée se ramolit et au bout du cinquième ou sixième jour, elle se dégage de la peau avec la plus grande facilité, par la simple action de l'ongle.

A ce moment un bain de pied tiède facilite cette petite opération.

Il faut avoir soin de tenir la boîte toujours fermée, même pendant l'opération, afin d'éviter l'évaporation.

Exiger rigoureusement le mot **Spécifique Peyronnet** (déposé), la marque et le cachet de garantie qui se trouvent sur chaque boîte et l'adresse du dépôt général.

Se méfier des nombreuses imitations grossières et souvent dangereuses.

DÉPOT GÉNÉRAL POUR TOUS PAYS

L. PEYRONNET, *32, rue Crémieux, 32*

PARIS

Dans nos bureaux : 1 fr. ; franco par la poste : 1 fr. 25

en mandats ou timbres-poste

absorbaient intérieurement un vinaigre dont voici la formule :

Vinaigre blanc, quatre pintes, plus une once et demie de chacune des substances suivantes : grande et petite absinthe, romarin, sauge, menthe, rue. On fait dessécher à demi deux onces de fleurs de lavande, et deux gros d'ail, de girofle, de canelle et de muscade; on coupe les plantes, on concasse les drogues sèches, on laisse infuser un mois au soleil, dans un vase bien bouché; on coule, on exprime, on filtre, et on ajoute une demi-once de camphre dissous dans l'alcool.

Tout le monde fut émerveillé; les voleurs eurent leur grâce; chacun copia leur recette et, par reconnaissance, on donna à leur invention le nom de « Vinaigre des Quatre Voleurs. »

ANISETTE

On appelle ainsi une excellente liqueur de table dont les propriétés sont stomachiques et digestives.

On la prépare d'après la formule suivante :

Alcool à 85°....................	1 litre.
Essence d'anis vert	4 gouttes.
Eau distillée....................	750 grammes.
Sucre..............................	500 —

On fait fondre le sucre dans l'eau froide, puis on dissout l'essence dans l'alcool et on mêle le tout.

BOISSON POUR MALADES

Tout le monde connaît la préparation de la limonade, de l'orangeade et des grogs; mais pour les pauvres malades altérés par la fièvre, il faut varier ces boissons le plus possible, afin de mieux étancher leur soif.

Voici un breuvage moins connu, plus facile pourtant à se procurer, et qu'ils boivent avec le plus grand plaisir :

Prendre deux ou trois pommes, les couper en morceaux sans les peler et les faire bouillir pendant un quart d'heure environ dans un litre d'eau; passer dans une passoire, laisser la température de cette boisson s'abaisser à celle de la chambre du malade et la lui donner sans la sucrer.

PUCES

Pour éviter les puces, semez des pétales de roses sur votre lit, dans vos draps. Les insectes déserteront bien vite.

Le remède est poétique et son odeur douce ne peut agir sur les nerfs

MANIÈRE DE PRENDRE L'HUILE DE RICIN SANS EN SENTIR LE GOUT

Connaissez-vous le moyen de faire prendre l'huile de ricin à un malade quelconque, sans qu'il en sente le goût fade et répugnant ? Quelques-uns mélangent intimement ce répugnant purgatif avec du café, d'autres avec du lait, mais la mixtion ne se fait qu'imparfaitement, et le coup d'œil seul suffit pour dégoûter davantage. D'aucuns l'absorbent pur, se contentent de se rincer le palais après coup ; oui, mais pendant l'absorption, quel empâtement de la bouche ! quel supplice ! Or, voici ce que fait faire un médecin de Nancy (ce moyen doit être déjà répandu, peut-être pas assez, c'est pourquoi je le préconise.) : on passe une goutte de cognac ou de rhum dans un verre à bordeaux, jusqu'à ce que les parois en soient humectées ; on se mouille la bouche avec le même liquide. Une fois la liqueur rejetée, on verse l'huile dans le verre, dont elle ne saurait humecter les parois déjà mouillées d'alcool ; on peut avaler l'huile en deux ou trois lippées, sans que le palais en sente le goût ; l'alcool forme enveloppe et dérobe complètement l'huile aux sens du goût et du toucher.

MAINS

Pour blanchir les mains, mettre dans l'eau dont on se sert de la farine de maïs qui, une fois mouillée, forme une pâte douce qui nettoie très bien.

Ce procédé exclut l'usage du savon, même si les mains ont été salies par un travail grossier.

Ajoutez sur les mains quelques gouttes de glycérine avant de les essuyer et vous serez ravis du résultat obtenu.

NETTOYAGE DES FLACONS

Pour nettoyer les flacons gras, qu'ils soient en verre ou en porcelaine, mélangez à quantités égales du sel de cuisine et du vinaigre. Lavez avec cela, le résultat est parfait.

UN CURIEUX APPAT

Les pêcheurs hollandais, très experts à pêcher à la ligne, font des pêches étonnantes au moyen d'un appât simple et vraiment curieux : ils emplissent une bouteille en verre clair avec de l'eau, des vers et des insectes, puis la ferment de façon à ce qu'ils ne puissent s'échapper. La bouteille, attachée

à une ficelle, est jetée dans l'eau balayée par l'hameçon; quand elle repose sur le fond, elle est ballottée par le courant et son scintillement attire une foule de poissons qui circulent avidement autour; les animalcules frétillants enfermés dans la bouteille excitent à tel point leur convoitise qu'ils mordent à l'envi à l'hameçon qu'on leur tend.

SUEURS NOCTURNES

Essayez d'un remède bien simple : Dans une solution saturée de sel commun, faites tremper une chemise, laissez-la sécher complètement; mettez-la sur la peau le soir en vous couchant.

Ce traitement a réussi dans des cas où tous les autres remèdes avaient échoué.

SUSPENSION DE VERDURE

On prend une éponge commune; plus elle est grosse, meilleure elle est. On la fait tremper dans de l'eau chaude jusqu'à ce qu'elle soit entièrement gonflée. Ensuite on la presse entre les mains, de manière à l'égoutter à moitié; puis, dans les trous de l'éponge, on introduit des graines de millet, de trèfle rouge, d'orge, de pourpier, de lin, etc., de toutes plantes germant facilement et on choisit, autant que possible, celles donnant des feuilles de coloration et de formes variées.

On suspend l'éponge ainsi préparée dans l'embrasure d'une fenêtre où le soleil donne une partie du jour. Puis, tous les matins, pendant une semaine, on l'arrose, en pluie légère, sur toute la surface.

Les graines renfermées dans l'éponge se gonflent, germent et poussent des feuilles. On a bientôt une boule de verdure d'autant plus variée que les graines choisies l'auront été.

FEUILLES DE NOYER

Parmi les nombreux traitements préconisés contre le diabète, il en est un qui donne des résultats vraiment merveilleux. Ce traitement consiste tout simplement à boire, matin et soir, un grand verre d'une infusion de feuilles de noyer (20 à 25 grammes pour un litre d'eau).

Les feuilles de noyer activent la digestion et la circulation du sang, augmentent l'énergie des fonctions.

Sous leur influence, les chairs deviennent plus fermes, la pâleur chlorotique fait place à une teinte rosée.

Leur action, il est vrai, est un peu lente. Il faut une vingtaine de jours au moins pour que les effets en soient sensibles.

On doit donc la conseiller non seulement dans le diabète mais aussi dans l'anémie, etc.

ARGENTERIE

Le moyen le plus simple et le plus pratique pour le nettoyage de l'argenterie consiste à battre en mousse un peu de savon noir dans de l'eau chaude. On laisse tremper quelques minutes l'argenterie dans cette eau, puis on la retire et on l'essuie. Par ce procédé elle devient aussi brillante qui si elle était neuve.

MOUCHES

Pour éloigner les mouches de la viande il suffit de l'enduire d'huile d'olive.

CONTRE LE RONFLEMENT

Dans les casernes lorsqu'il y a un ou plusieurs ronfleurs, ce qui n'est pas rare, le camarade éveillé, mais qui ne veut pas rompre le sommeil de toute la chambrée, siffle, pas trop fort et d'une manière prolongée. Ce bruit, sans éveiller le ronfleur, le fait changer de position et interrompt le ronflement. Je ne donne pas ceci comme une guérison : c'est simplement un moyen d'atténuer pour un temps, les désagréments du ronflement.

MANIÈRE DE FAIRE REVIVRE L'ENCRE EFFACÉE SUR LES PARCHEMINS

Il suffit d'étendre, au moyen d'un pinceau, une légère couche d'hydrosulfure d'ammoniaque. Ce procédé est employé depuis longtemps à la bibliothèque d'Oxford. Je l'ai toujours employé avec succès. (M. *Actus Ledieu*, conservateur de la bibliothèque d'Abbeville.)

MOYEN D'ENLEVER LES TACHES DE CIRE OU DE BOUGIE

Tout le monde connaît ce moyen d'enlever des taches de cire, qui consiste à passer un fer chaud sur un morceau de papier de soie appliqué sur la tache. Mais on n'a pas toujours un fer à sa disposition. Voici un moyen rapide, fondé

sur le même principe, et qui est à la disposition de tout fumeur. Vous appliquez sur la tache une feuille de papier à cigarettes et vous promenez, à quelques millimètres du papier, une allumette enflammée. La tache a bientôt disparu ; si elle est un peu grosse, il est bon de gratter d'abord avec l'ongle pour enlever la plus grande partie. Après l'opération un coup de brosse fait disparaître toute trace. Ce moyen m'a toujours parfaitement réussi.

MOYEN DE CONSERVER LES VÊTEMENTS DE LAINE SANS COMMUNIQUER DE MAUVAISE ODEUR A CES VÊTEMENTS

On peut d'abord se servir d'un mélange de plantes aromatiques qui ne laissent qu'une faible odeur et disparaît bien vite à l'air. Les principales plantes employées sont le *romarin* l'*hysope*, la *marjolaine*, la *lavande*. Mais on peut aussi faire une teinture ainsi composée :

Alcool à 80°. . . . . 8 grammes
Coloquinte broyée . . . . 1 —

Laisser en contact pendant huit jours, passer et filtrer.

On arrose avec cette teinture les vêtements qu'on veut conserver, et on roule ensuite ceux-ci fortement dans un linge épais.

Cette manière d'opérer donne, paraît-il, d'excellents résultats ; c'est d'ailleurs un des procédés employés en Russie pour la conservation si difficile des étoffes.

L'ASSISTANCE MÉDICALE

La Direction générale de l'Assistance publique au Ministère de l'Intérieur a pu se convaincre que les prescriptions de la loi du 15 juillet 1893, en ce qui concerne l'admission des malades indigents dans les hôpitaux, avaient été mal comprises.

Elle vient d'inviter les préfets à notifier de nouvelles instructions aux municipalités et aux commissions administratives des bureaux de bienfaisance.

Ces instructions font connaître que tout individu privé de ressources, atteint par la maladie, *doit être soigné*.

Si la maladie se produit dans une commune pourvue d'un hôpital, le traitement restera à la charge de cet établissement.

Si le malade peut être soigné à domicile ou si, devant être hospitalisé, il se trouve dans une commune non pourvue d'un hôpital, c'est la commune où la maladie se sera déclarée qui sera tenue de fournir l'assistance médicale.

Dans les communes où les malades n'ont pas leur domicile de secours, la municipalité pourra exercer son recours contre la collectivité de ce domicile et ne restera tenue définitivement que de la dépense des dix premiers jours de traitement.

(Extrait du *Petit Provençal* du 18 janvier 1897.)

EAU DE TOILETTE ECONOMIQUE

Voici la recette d'une eau de toilette qui ne le cède sous aucun rapport aux spécialités les plus recommandées :

Dans un litre d'alcool, faites infuser 40 grammes de sommités fleuries de romarin, 10 grammes de lavande et la même quantité de marjolaine sèche que vous vous procurez chez le premier herboriste venu, laissez macérer quinze jours, filtrez et mettez en flacons. Quelques gouttes dans l'eau avec laquelle on se lave la parfument et entretiennent l'éclat, la finesse et la souplesse de la peau.

LE HOQUET

C'est une contraction spasmodique du muscle diaphragme, causée par des troubles digestifs; elle dénote généralement une inflammation de l'estomac.

Beaucoup de recettes, plus ou moins efficaces, existent pour le faire passer, boire lentement, se boucher les oreilles, avoir peur, etc. Le moyen le plus simple et surtout le plus efficace, est d'éternuer, et pour cela rien de plus facile, un grain de tabac à priser provoque un éternuement suffisant pour faire passer immédiatement le hoquet. Essayez et vous verrez.

Quand le hoquet se produit au déclin des maladies graves, pendant l'agonie surtout, il présage une fin prochaine.

CONTRE LA SOIF

Manger beaucoup de beurre ou des mets à l'huile et ne boire que des infusions tièdes de café ou de thé. (Moyen employé par les habitants de la Crimée et de la Turquie.)

VIN TONI-APÉRITIF

Quassia-amara pulvérisé, 15 grammes, rhubarbe pulvérisée, 5 grammes, baies de genièvre, 15 grammes, vin blanc, un litre. Laissez macérer deux ou trois jours et tirez au clair.

COUPS A LA TÊTE, CHUTES, etc.

Le blessé doit être débarrassé de tous les vêtements qui gênent sa respiration : cravates, ceintures, etc.; on ne doit lui donner que de l'eau fraîche à boire. S'il y a eu perte de connaissance, des bains de jambes à la moutarde sont nécessaires; s'il y a plaies ou meurtrissures, on couvrira le mal de linges imbibés d'eau aiguisée de sel de cuisine ou d'extrait de Saturne, on les arrosera de temps en temps. Le coton cardé est aussi excellent. Pour tisane il faut prendre le matin, pendant huit jours, des infusions de vulnéraire.

ON DIT...

Consultez vos oignons.

Pour savoir, non pas l'heure, mais le caractère probable de l'hiver, il n'y a qu'à consulter un oignon.

Quand les oignons n'ont qu'une pelure, on peut en inférer que l'hiver sera doux. Croyez bien que, s'il devait y avoir de rudes frimas, les oignons ne se contenteraient pas d'une seule couverture. Ils se vêtiraient, comme d'habitude, beaucoup plus chaudement.

FLUXION A LA JOUE

Quand, par suite d'un violent mal aux dents, d'un refroidissement, d'un courant d'air, etc., une fluxion se produira à votre joue, faites vite le remède suivant, qu'a bien voulu nous communiquer M. L. Merinbargues, de Nîmes. Nous l'avons fait expérimenter et il donne des résultats merveilleux :

Prenez une gousse d'ail, enlevez la petite peau fine, pressez-la ensuite fortement entre vos doigts, de manière à en former un bouchon que vous mettez dans votre oreille (du côté où est la fluxion). Enveloppez bien durant toute la nuit toute la tête et même la joue malade.

Dès le début, vous éprouverez un tiraillement, puis une fraîcheur, mais le lendemain l'enflure et la douleur seront disparues.

LA CIGARETTE

Il a été reconnu et constaté que pour les jeunes garçons, c'est une aussi mauvaise habitude de fumer la cigarette que pour les adultes de fumer de l'opium.

Le tabac stimule d'abord les nerfs, puis les stupéfie. Le tabac rend les jeunes gens poitrinaires, il leur hyperthrophie

le cœur, il les rend fous. Que d'enfants charmants et bien portants sont devenus ainsi malades et inintelligents! La cigarette est pire que la pipe ou le cigare. Si cette habitude persiste, le système nerveux s'affecte, l'action du cœur s'affaiblit, et la circulation du sang diminue. En dehors de la qualité inférieure du tabac dont sont faites les cigarettes, la manière de les fumer est très préjudiciable. La fumée, qu'elle soit inhalée ou renvoyée par les narines, amène la sécheresse de la membrane qui tapisse la bouche, le larynx s'affaiblit, la voix perd de sa douceur et de sa clarté. Rien ne nuit plus aux organes vocaux d'un jeune garçon que l'habitude de fumer la cigarette.

CONSERVATION DU LAIT

Par les temps chauds, on peut conserver le lait pendant plusieurs jours en y ajoutant 1 gramme d'acide borique par litre de lait; la présence de cet acide borique ne peut, en aucun cas, être nuisible au lait ni dangereux pour la santé.

L'AROME DES FEUILLES

On assure que le principe aromatique de divers fruits existe dans les feuilles même de l'arbre, d'où il peut être dégagé. Le procédé serait le suivant :

Faire macérer les feuilles (du pommier ou du poirier, par exemple) dans de l'eau contenant un dixième de sucre et un peu de levure sans bouquet spécial, et laisser fermenter. Dès que la fermentation est établie, on perçoit l'arome de la pomme ou de la poire. Ce liquide soumis à la distillation, donne un produit alcoolique à fin goût de fruit. Il paraît que les feuilles de vigne, traitées de cette façon, donnent une eau-de-vie fort agréable.

L'expérience, en tout cas, n'est ni difficile ni dispendieuse et mérite d'être tentée.

MAL DE MER

Pour éviter les atteintes de cette maladie, prenez de temps à autre un petit verre de liqueur hygiénique, fumez des cigarettes de camphre, frictionnez-vous la tête, et le creux de l'estomac avec de l'eau sédative, respirez un flacon de la même eau, embarquez-vous à jeun et déjeunez avec du bon vin fortifiant, six heures après que vous êtes embarqués.

Manière de faire la liqueur hygiénique. — Mettez dans un litre d'eau-de-vie ordinaire 50 grammes d'écorces d'oranges,

laissez macérer six jours dans la bouteille, ajoutez ensuite un litre d'eau ordinaire et 500 grammes de sucre; le tout bien mélangé, la liqueur est prête à prendre pour combattre le mal de mer.

COURBATURE

Cette maladie est caractérisée par une sensation de malaise général, une très grande lassitude et, comme on dit vulgairement, on a les membres brisés. Elle s'accompagne parfois de fièvre, malaise, manque d'appétit, mal de tête et insomnie.

Elle est ordinairement le résultat de travaux excessifs, d'exercices violents ou de surmenage. Mais d'autres fois, elle n'est que le prélude d'une maladie plus grave telles que : *fièvre éruptive, fièvre typhoïde, fièvre intermittente.*

Dans ce dernier cas, voir ces maladies et le traitement à suivre.

Traitement de la courbature simple. — Garder le lit ou tout au moins la chambre; prendre de suite un léger purgatif et, quand il a donné le résultat voulu, observer une demi-diète et boire des tisanes de plantes aromatiques telles que : bourrache, tilleul camomille, menthe, mélisse, serpolet, etc. Elles provoquent les sueurs et évitent bien souvent une maladie grave.

Le moindre petit refroidissement contracté durant la courbature peut produire de graves désordres.

La chaleur et le repos absolu, avec la liberté du ventre sont les trois éléments indispensables pour rétablir la santé compromise dans le cas qui nous occupe.

En Corse on guérit la courbature en donnant au malade la tisane suivante : Une grosse poignée de riz, un litre de lait, faire bouillir une demi-heure, bien sucrer après avoir passé, ajouter le jus d'un citron et un bon verre de rhum, boire bien chaud un demi-litre, se mettre au lit, faire un sommeil et boire l'autre demi-litre, tout en gardant le lit.

Dans 24 heures la guérison est complète.

PLAIES ET GANGRÈNE

Pour guérir vite une plaie et éviter la gangrène, faites griller des fèves comme si c'était du café, prenez aussi et en parties égales du sucre, de la résine et de la suie (noir de fumée). Pilez ces quatre matières ensemble et de manière à obtenir une poudre très fine.

Deux fois par jour, après avoir lavé la plaie avec du vin vieux bouilli et sucré, saupoudrer la plaie avec cette poudre en 3 ou 4 jours guérison complète.

Pour les plaies qui ne craignent pas la gangrène on les soigne comme il suit : Faire bouillir des feuilles de figues de barbarie, laver la plaie avec cette tisane pendant deux jours y appliquer une pommade que l'on prépare avec des blancs de poireau bien cuits avec du saindoux rance (voir table des matières).

LA SURDITÉ, LES BOURDONNEMENTS D'OREILLES

Que Dieu nous préserve des sourds !

Connaissez-vous un être plus morose, plus triste, plus agaçant, plus ennuyeux qu'un sourd ? Moi je n'en connais pas.

Infirmité terrible pour le malade et pour les voisins, la surdité a maintenant son remède aussi bien que les simples bruits d'oreilles et les bourdonnements.

Dans un litre d'eau qu'on aura fait bouillir cinq minutes et laissé refroidir, faire fondre 40 grammes d'acide borique, puis avec une petite seringue expressément fabriquée pour les oreilles (40 à 50 centimes chez le pharmacien, etc.) prendre des injections de cette eau dans les deux oreilles au moins deux fois par jour et même quatre à cinq fois si possible.

La guérison peut varier selon la gravité du mal et l'âge de la personne entre 8 à 20 jours.

S'il s'agit d'un simple bruit d'oreilles, faire cuire un oignon sous la cendre et en mettre le cœur encore chaud dans l'oreille. Le laisser du soir au matin.

BOUILLON AUX HERBES POUR MALADES

Deux petites carottes, deux poireaux, quatre feuilles de laitue, huit feuilles d'oseille, deux litres d'eau, gros comme une noix de beurre, deux ou trois branches de cerfeuil.

Mettez le tout dans une casserolle, laissez cuire 1/4 d'heure, passez à la passoire et buvez tiède.

INCENDIE

Pour fabriquer les fameuses grenades extinctrices. Prenez 10 kilos de sel ordinaire, 5 kilos de sel ammoniacal, faites dissoudre le tout dans 30 litres d'eau.

Quand ces sels sont bien dissous, mettez la solution en bouteilles bien bouchées.

En cas d'incendie, lancez une ou deux bouteilles dans le feu avec assez de violence pour qu'elles cassent.

L'incendie est arrêté immédiatement.

SECRET DE LONGÉVITÉ

Voulez-vous vivre vieux et heureux? Prenez avant votre repas un verre à Bordeaux de

LIQUEUR DIVINE

dans un grand verre d'eau sucrée.

Deux fois par semaine, après votre repas du soir, buvez une tasse de

THE DES CHARTREUX

Si vous êtes un peu constipé, n'oubliez pas que les « **GRAINES DE LONGUE VIE** » vous guérissent en peu de jours.

Comme les cheveux sont indispensables pour la santé (et la beauté) ayez toujours chez vous un flacon d'**EAU NOTRE-DAME.**

Quand les dents et les gencives sont malades, ayez recours à la

DENTILINE PEYRONNET

Plus de douleurs avec la

GRAISSE DE MARMOTTE

Pour vos pieds, n'oubliez pas le

SPECIFIQUE PEYRONNET

Après votre repas, un

THÉ PEYRONNET

vous donnera force, santé, vigueur, etc.

Si je vous propose ces quelques spécialités, ce n'est pas pour le bénéfice de la vente, c'est pour démontrer aux incrédules que **les herbes guérissent et que les drogues tuent.**

LEGUMES SECS

Il arrive fréquemment que les légumes secs, tels que : pois, haricots, lentilles, etc., cuisent mal, surtout quand ils sont vieux et que l'on a à sa disposition de l'eau chargée de sels calcaires.

Ordinairement, on emploie la potasse, mais il est bien préférable de se servir du sucre.

Dans ce cas, non seulement les légumes cuisent bien, mais encore ils acquièrent une saveur fort agréable, à la condition d'ajouter un peu de sel.

PLANTES D'APPARTEMENT

Le meilleur de tous les engrais pour les plantes d'appartement est le marc de café.

On en répand une couche très légère sur la surface des pots, on arrose.

Il faut remettre souvent une nouvelle couche, sans enlever l'ancienne.

Le marc de café prévient les maladies et donne de la vigueur aux plantes.

FORTUNE

Voici le moyen de faire fortune, d'après Rothschild frères :

Examinez sérieusement les détails de vos affaires;
Soyez prompt en toutes choses;
Réfléchissez bien, puis décidez-vous promptement;
Osez aller de l'avant;
Supportez patiemment les ennuis;
Luttez bravement dans la vie;
Tenez l'intégrité comme sacrée;
Ne mentez jamais en affaires;
Ne faites pas de connaissances inutiles;
N'essayez jamais de paraître plus que vous n'êtes;
Payez vos dettes promptement;
Sachez sacrifier de l'argent à propos;
Evitez les liqueurs fortes;
Employez bien votre temps;
Ne comptez pas sur la chance et les autres;
Soyez poli avec tout le monde;
Ne vous découragez jamais.

TABLE DES MATIÈRES

A

B

C

D

E

F

G

H

I

J

L

R

S

T

U

V

AVIS TRÈS IMPORTANT

Tous les produits du Professeur PEYRONNET sont préparés avec le plus grand soin sous la surveillance de praticiens expérimentés, entre autres : M. DEPARDIEU, pharmacien, 8, rue de Lyon, à Paris, auquel on peut s'adresser pour la vente en gros et au détail. Le Chef de notre laboratoire est M. CHASSAGNETTE, chimiste-expert, diplômé.

Tous nos produits étant d'une efficacité absolument certaine, de nombreuses imitations et contrefaçons existent déjà. Nous prions donc les personnes soucieuses de leur santé de bien vérifier notre marque avant d'acheter, car les produits de nos imitateurs et cont[illegible]eurs sont toujours nuls comme efficacité et même sou[illegible] dangereux.

Nos marques et étiquettes sont régulièrement déposées.

PRIME A NOS LECTEURS

CALME-DOULEURS

Nous sommes heureux d'offrir à nos lecteurs, comme prime, la découverte la plus merveilleuse de notre siècle : *Le Calme-douleurs japonais.*

Ce petit appareil donne des résultats surprenants, par simple friction, dans une infinité de maladies.

La science des herbes est et restera la meilleure amie de notre humanité, que tant de douleurs viennent assaillir.

Il est des maladies insaisissables, dont le mystère et la soudaineté déconcertent l'attention du savant. — Ces maladies, sur lesquelles le *Calme-douleurs peut exercer sa si merveilleuse action, son secours providentiel*, ce sont les *Névralgies cérébrales* ou *odontalgiques*, la *Migraine* et les *Piqûres* et *Morsures.*

La *Névralgie* et la *Migraine* affolent notre cerveau sans causes appréciables. — Pénètrent-elles en nous par les yeux ou les oreilles ? On ne sait. *La lumière trop vive, le bruit trop grand* peuvent les provoquer.

La *Névralgie dentaire*, cette rage lancinante et redoutée, qu'est-elle ? Un affolement momentané de fibres nerveuses du système dentaire « sous le choc de l'air aspiré et passant « par quelque trou ou fissure de la dent, soit par les inter- « stices de ses alvéoles. »

La *Migraine* est une *Névralgie* n'affectant qu'une partie du crâne.

La *Thérapeutique* ne peut rien contre ces maux ou très peu. L'*Antipyrine*, tant vantée, n'est qu'un leurre d'un instant. Souvent la médecine, loyalement, se déclare impuissante et ne peut guère vous conseiller que des purgatifs.

Le *Calme-douleurs* ou *Calmant universel* n'est point une médecine. Son action est toute d'impressions fortes et soudaines. Il glisse en vous son bienfait par *incorporation* et *vaporisation*. En moins de *30 secondes*, il domine vos sensations, il stupéfie la douleur par des impressions contraires. Votre front était brûlant, il le glace ; il raffermit les gencives et *accomplit ce miracle de faire souvent taire une rage de dents en moins d'une minute.*

L'action du *Calme-douleurs* a quelque chose d'électrique, et c'est ce qu'il faut à ces douleurs qui viennent à vous sous le couvert du mystère.

Pour le mode d'emploi, voir l'instruction en langue française qui accompagne chaque *Calme-douleurs.*

Le *Calme-douleurs japonais* dure au moins deux ans, même en s'en servant tous les jours.

A titre de prime, nous offrons à tous nos lecteurs le *Calme-douleurs japonais* au prix de **2 fr. 50** (au lieu de **5 francs**), rendu *franco* à domicile par la poste. Envoyer pour cela mandat ou timbres à **L. PEYRONNET, 33, rue Crémieux, Paris** (*seul dépositaire pour la France, la Suisse et la Belgique*).

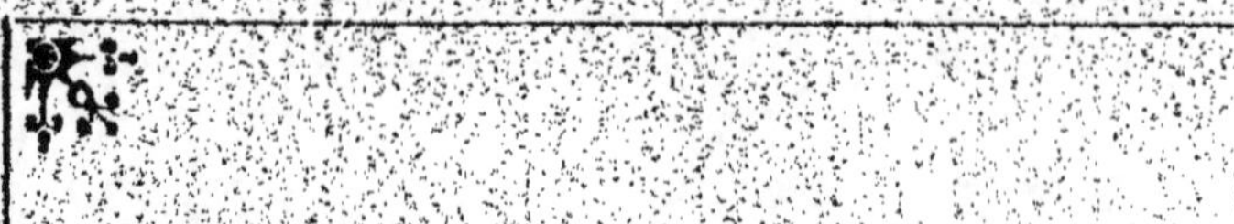

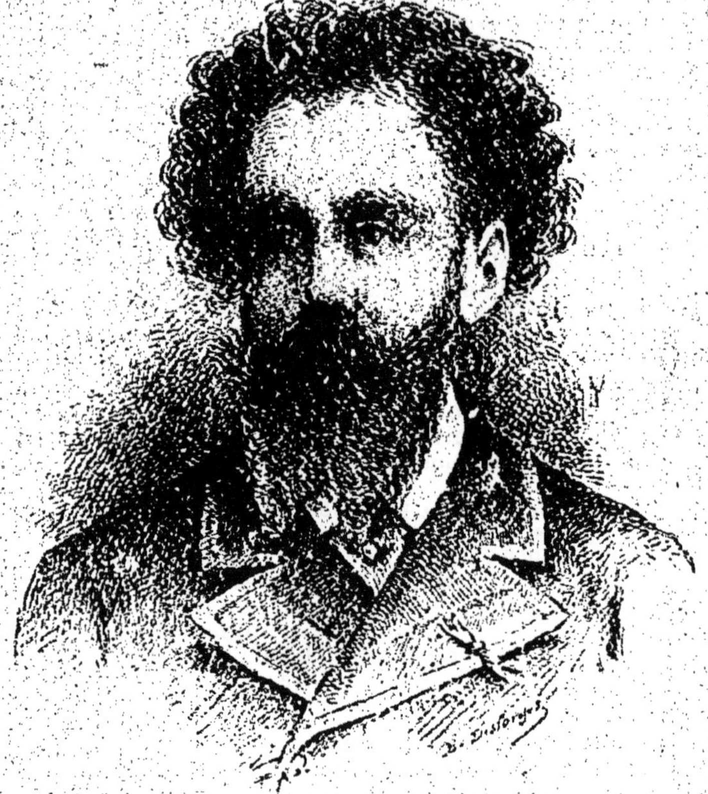

PROFESSEUR L. PEYRONNET

www.ingramcontent.com/pod-product-compliance
Ingram Content Group UK Ltd.
Pitfield, Milton Keynes, MK11 3LW, UK
UKHW012216240726
13966UKWH00003B/787